乳房好
女人才好

许兰芬　谢素萍　主编

中国医药科技出版社

图书在版编目（CIP）数据

乳房好女人才好 / 许兰芬，谢素萍主编 . — 北京：
中国医药科技出版社，2015.6
ISBN 978-7-5067-7464-2

Ⅰ . ①乳… Ⅱ . ①许… ②谢… Ⅲ . ①乳房 – 保健 –
基本知识 Ⅳ . ① R655.8

中国版本图书馆 CIP 数据核字（2015）第 096297 号

美术编辑 陈君杞
版式设计 锋尚设计

出版 中国医药科技出版社
地址 北京市海淀区文慧园北路甲 22 号
邮编 100082
电话 发行：010-62227427 邮购：010-62236938
网址 www.cmstp.com
规格 710×1020mm ¹⁄₁₆
印张 13¹⁄₄
字数 179 千字
版次 2015 年 6 月第 1 版
印次 2015 年 6 月第 1 次印刷
印刷 三河市汇鑫印务有限公司
经销 全国各地新华书店
书号 ISBN 978-7-5067-7464-2
定价 39.80 元

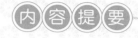

内容提要

　　乳房、子宫和卵巢是女人最重要的三个器官。由于乳房的特殊位置和哺乳的功能，对女人的作用就显得更加的重要。本书分七章对乳房的养护做了全面而细致的讲述：你的乳房挺美吗；书写女人一生故事的乳房；了解悄悄找上乳房麻烦的各种疾病；完成女人一生最重要的使命——哺乳；吃出完美乳房；让乳房"动"起来；生活中如何呵护乳房。本书在教你如何养护乳房的医学知识和食疗知识的同时，对女性乳房常见的问题也给予了详尽的解答。不仅让你的乳房不生病，更让你体会到做女人"挺"好！

目录
Contents

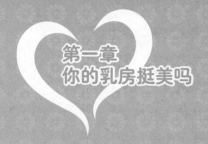

第一章
你的乳房挺美吗

当代形体美的标准 / 2

乳房美的标准 / 2

何谓乳房发育不良 / 3

何谓隆乳术 / 4

何谓美乳化妆品 / 5

乳房小些会影响结婚生育吗 / 6

两侧乳房不对称是正常的吗 / 7

天生的"塌乳头"还能喂奶吗 / 8

副乳是如何形成的 / 9

中医是怎样认识乳房的 / 9

乳房萎缩下垂是怎么回事 / 10

乳房过于肥大是怎么回事 / 11

小女孩乳房过早发育是怎么引起的 / 12

男性乳房有时也会增大吗 / 12

何谓乳房美容整形术 / 13

乳房美容整形术有哪几种 / 14

乳房美容整形术的适应证 / 15

乳房美容整形术的禁忌证 / 17

乳房美容整形术应注意些什么 / 18

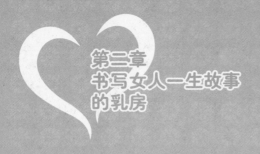

第二章
书写女人一生故事
的乳房

乳房的形态和位置 / 22

乳房的生理功能 / 22

青春期乳房变化 / 23

月经周期对乳房有何影响 / 24

妊娠期乳房会发生的变化 / 25

哺乳期乳房会发生的变化 / 26

绝经前后乳房会发生的变化 / 27

雌激素的生理作用 / 27

孕激素的生理作用 / 28

女性青春期前有哪些生理特点 / 29

女性青春期有哪些生理特点 / 30

女性青春期以后各期有哪些生理特点 / 30

何谓卵巢的周期性变化 / 31

腋下或肩背疼痛不适也可能与乳房有关吗 / 34

绝经后又出现乳房疼痛可能是什么原因 / 34

常见的乳房肿块 / 35

为何有些乳房肿块会时而大时而小 / 36

不伴疼痛的乳房肿块不要紧吗 / 36

良、恶性乳房肿块的鉴别要点 / 37

常见的乳头溢液有哪几种 / 38

乳头血性溢液一定是癌吗 / 39

乳头及乳晕部瘙痒皮疹也可能是癌的征兆吗 / 40

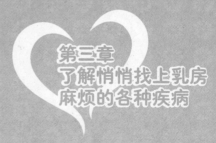

第三章
了解悄悄找上乳房
麻烦的各种疾病

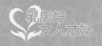

乳房好
女人才好

乳房红肿热痛是由什么引起的 / 41

乳房窦道和瘘管是如何形成的 / 41

为何会出现一侧乳头抬高或回缩 / 42

乳房皮肤出现小"酒窝"或"橘皮"样变时意味着什么 / 42

何时去看医生最合适 / 43

乳房病病史的特殊性 / 44

何种情况下应定期进行X线检查 / 45

为何乳腺病有时也需做血中激素水平测定 / 46

检查血中肿瘤标记物能诊断乳腺癌吗 / 47

急性乳腺炎的临床表现 / 48

乳房结核的临床表现 / 48

乳房结核的诊断要点 / 49

何谓乳腺增生病 / 50

乳腺增生病是如何引起的 / 50

乳腺增生病的临床表现 / 51

什么是乳腺导管或小叶的非典型增生 / 52

乳腺增生病与乳腺癌的关系 / 53

治疗乳腺增生病的常用西药 / 55

乳腺增生病在什么情况下应进行手术治疗 / 56

中医怎样对乳腺增生病进行辨证论治 / 57

什么是乳痛症 / 58

何谓乳腺纤维腺瘤 / 59

乳腺纤维腺瘤的临床表现 / 59

何谓乳腺导管内乳头状瘤 / 60

乳腺导管内乳头状瘤的临床表现 / 60

何谓乳腺导管扩张综合征 / 61

何谓泌乳-闭经综合征 / 62

常见的乳房囊肿 / 62

何谓乳腺癌 / 63

乳腺癌发病率愈来愈高了吗 / 64

哪些人容易患乳腺癌 / 64

儿童也会得乳腺癌吗 / 65

乳腺癌的地区分布有何特点 / 65

乳腺癌病因性危险因素 / 66

乳腺癌的发生与月经、婚姻、生育及哺乳等因素
的关系 / 67

乳腺癌的发生与内分泌激素 / 67

口服避孕药会导致乳腺癌的发病吗 / 68

良性乳腺病将来会发展成乳腺癌吗 / 69

乳腺癌会遗传吗 / 69

病毒与乳腺癌的发病有关吗 / 70

饮食习惯与乳腺癌的发病有关吗 / 70

环境因素与乳腺癌的发病有关吗 / 71

精神因素与乳腺癌的发病有关吗 / 72

乳腺癌的肿块一般常见于什么部位 / 73

乳房里摸不到肿块却得了乳腺癌是怎么回事 / 74

如何知道乳腺癌发生了淋巴转移 / 74

如何知道乳腺癌已转移到肺 / 75

如何知道乳腺癌发生了骨转移 / 76

乳腺癌是不治之症吗 / 76

乳腺癌治疗的原则 / 77

何谓湿疹样乳腺癌 / 78

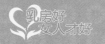

何谓炎性乳腺癌 / 79

为何有时会两侧乳房同时生癌 / 79

妊娠期或哺乳期也会得乳腺癌吗 / 80

经行乳胀是如何发生的 / 82

经行乳头痒痛是如何发生的 / 82

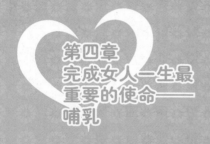

第四章
完成女人一生最
重要的使命——
哺乳

乳汁是如何产生的 / 84

乳汁分四种 / 85

母乳是宝宝最好的食物 / 86

寻找母乳不足的原因 / 89

母乳喂养八建议 / 91

避开母乳喂养的误区和禁忌 / 95

正确哺乳的姿势 / 97

为何不是哺乳期也会有"奶水" / 99

哺乳期乳房保健应特别注意些什么 / 100

母乳喂养对母亲的乳腺有何好处 / 101

哺乳会影响乳房的外形吗 / 101

如何做才是正确喂奶 / 102

哺乳期妈妈的食谱 / 104

产后乳少或缺乳应怎样治疗与调养 / 105

产后漏乳应怎样调养 / 106

哺乳期母亲用药及不良生活习惯会对乳儿产生什

么影响 / 106

一般情况下应何时断奶 / 107

如何科学断奶 / 108

回奶的方法 / 109

掌握按摩催乳的手法 / 109

催乳常用的穴位 / 115

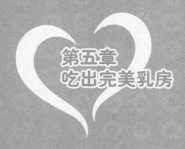

**第五章
吃出完美乳房**

可以用于治疗乳腺癌的中成药 / 126

常用的治疗乳腺癌的单方和验方 / 126

饮食中注意些什么可使乳房更健美 / 127

乳腺癌患者的饮食原则及怎样辨证选食 / 128

乳腺癌的自然疗法 / 129

红葡萄酒预防乳腺癌 / 137

生吃菜花防乳腺癌 / 138

酸奶可防乳腺癌 / 138

青春期吃大量黄豆可降低患乳腺癌的风险 / 139

番茄汁可防乳腺癌 / 139

孕期乳房按摩 / 142

如何进行胸部健美锻炼 / 144

哪些身体锻炼可使乳房更健美 / 145

乳腺癌手术后怎样进行康复锻炼 / 146

如何练习气功防治乳腺癌 / 147

运动能防乳腺癌 / 148

急性乳腺炎的按摩 / 148

乳头皲裂的按摩 / 149

乳头扁平或凹陷的按摩 / 150

按摩消除乳汁淤滞 / 155

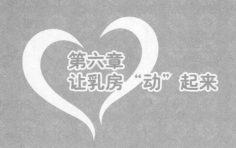

**第六章
让乳房"动"起来**

 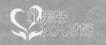

**第七章
生活中如何呵护
乳房**

怎样进行乳房保健 / 166

怎样正确地使用胸罩 / 166

女性各个时期乳房的保养 / 167

乳腺癌术后多久可以考虑乳房重建问题 / 169

何种情况下不宜行乳房再造手术 / 170

女婴出生后应该挤乳头吗 / 170

给孩子吃滋补品会对乳房发育产生什么影响 / 171

青春期女孩子应如何看待乳房发育 / 171

妈妈应告诉处于青春期的女儿哪些关于乳房的知识 / 172

老师应如何对待处于乳房刚刚发育阶段的女学生 / 172

什么时候应该开始戴胸罩 / 173

怎样选购胸罩 / 174

对乳腺来讲多大年龄时结婚生育比较好 / 175

如何在日常生活中注意乳房的保健 / 175

精神及情感因素会对乳房产生什么影响 / 176

乳房过大或过小时如何靠穿衣打扮来增加美感 / 177

吸烟喝酒也会对乳腺有影响吗 / 178

对乳腺来讲哪种避孕方式更好 / 178

流产对乳腺的影响 / 179

性生活对乳腺的影响 / 179

妊娠期乳房需做哪些准备 / 180

中年妇女乳房保健应注意些什么 / 180

为何有时中年以后乳房又有些增大 / 181

更年期妇女服用激素替代剂会导致乳腺癌吗 / 181

老年妇女怎样进行乳房保健 / 182

如何做乳腺的自我检查 / 183

何谓乳腺癌防癌普查 / 184

如何进行乳腺癌防癌普查 / 185

如果您属于乳腺癌"高危人群"怎么办 / 186

良性乳腺病患者应如何进行自我保健 / 187

乳腺癌患者应如何看待自己的疾病 / 188

乳腺癌患者手术后应注意些什么 / 189

如何看待及使用治疗乳腺癌的偏方、验方及气功等方法 / 190

乳腺癌患者能像常人一样结婚生育吗 / 190

如何预防乳腺癌的复发 / 191

作为一名乳腺癌患者的家属应当注意些什么 / 192

自我检查发现乳腺癌的三种方法 / 193

自我检查乳腺的步骤有哪些，预防乳腺癌的要点 / 193

早期自查乳腺癌的要点及晚期表现 / 194

如何选用验方治疗乳腺癌 / 195

女性发胖可能预示乳腺癌 / 196

预防乳腺癌七大法则 / 196

乳腺癌患者的心理干预 / 197

乳房下垂的预防 / 197

急性乳腺炎的预防 / 199

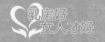

第一章

你的乳房挺美吗

当代形体美的标准

形体美是现代青年普遍的追求，只有健康美才是美的首要条件。形体美是一种天然健康的美。我国古代多少美人都是出自于劳动妇女，如我国古典作品中的浣纱女西施、采桑女罗敷、侍女貂蝉等。美是建立在健康之上的，有损于健康的美不会长久，也不可能是真正的美。一个人的身材、容貌是与先天因素的遗传和后天因素的营养、锻炼以及健康状态密切相关的。形体美来源于科学合理的营养和锻炼，这是青春常驻、健美持久的重要因素。

女性美离不开女性的特征——丰满而有弹性的乳房、适度的腰围、结实的臀部以及健美的大腿等，这是体现女性特有曲线的重要部分。从现代审美观点来看，女性的形体应倾向于丰满、挺拔，拥有健美而富有弹性的肌肉，以及充满青春活力的精神面貌和气质。具体来说，可以从以下各方面来衡量女性的健与美。

骨骼发育正常，身体各部分均匀相称；肌肤柔润、嫩滑而富有弹性，体态丰满而不觉肥胖臃肿；眼大有神，五官端正并与脸型协调配合；双肩对称，圆浑健壮，无缩脖或垂肩之感；脊柱背视直线，侧视具有正常的体型曲线，肩胛骨无翼状隆起和上翻的感觉；胸廓宽厚，胸肌圆隆、丰满而不下垂；腰细而有力，微呈圆柱形，腹部呈扁平。标准的腰围应比胸围约细1/3；臀部鼓实微呈上翘，不显下坠；下肢修长，两腿并拢时正视和侧视均无屈曲感；双臂骨肉均衡，玉手柔软，十指纤长；肤色红润晶莹，充满阳光的健康色彩；整体观望无粗笨、虚胖或过分纤细的感觉，重心平衡，比例协调。

乳房美的标准

乳房是女性形体美的特征。一个女性的形体美是由流畅、圆润、优美的曲线构成的，而乳房曲线具有独特的魅力。一个美的乳房是最能体现女性特征的，乳房作为哺乳器官象征着母亲，作为性感部位它增加女性魅力。乳房美的标准与时代的审美观、民族习惯等都有关系。随着现代文明的发展和服装的开化，人们普

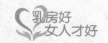

遍认为丰满的乳房才能体现出女性的健美丰姿。我国美学及美容专家认为，东方人口中12～18岁女性，乳房美的标准包括乳房部位美、乳房形态美两个方面。

乳房部位美。乳房应位于胸前第二至第六肋之间。附着于两侧胸大肌筋膜上、胸骨缘与腋前线之间；乳头应突出，略向外偏，位于第四、五肋间水平；乳头到剑突的距离为11～13厘米，或距胸骨正中线10～10.5厘米。两乳头间距离约为22～26厘米；乳晕直径为3.5～4.8厘米，处女的乳晕为玫瑰红色，婚后色素沉着为褐色。

乳房形态美。中国民族习惯认为，半球状或圆锥状的乳房形态最富于美感。根据乳房前突的长度，可以将乳房形态分为四型：圆盘形、半球形、圆锥形和下垂形。① 圆盘形：乳房前突的长度小于乳房基底部周围半径。乳房稍有隆起，其形态像一个反扣的盘子。② 半球形：乳房前突的长度等于乳房基底部周围半径。其形态像半球型，乳房浑圆、丰满，是中国女性最美的乳房。③ 圆锥形：乳房前突的长度大于乳房基底部周围半径。乳房与胸壁形成的角度小于90°。④ 下垂形：乳房前突的长度更大，呈下垂形态。从医学美学与美容观点，前三种乳房是健美的，尤以半球型乳房圆周半径高而相等，像一个丰满的苹果，是最美的乳房形态。

何谓乳房发育不良

女孩子进入青春期后，乳房仍无明显发育，表现为乳房平坦，乳头小，乳晕范围小，颜色浅或两侧乳房发育不对称，乳头内陷等现象，称为乳房发育不良。

如果既有乳房发育不良，又有月经不正常，其原因主要是性腺发育不好，例如先天性卵巢发育不良、先天性无卵巢等。这些女孩子的卵巢不能分泌雌激素；导致乳房组织不能充分发育而滞留在儿童阶段的乳房状态，也无月经来潮，此时不仅是乳房局部的问题，而与内分泌（性腺）疾病有关，应认真检查，及早治疗，适当补充雌激素。

如果乳房发育不良是由于慢性营养不良、慢性消耗性疾病引起的，就需要加强营养，治疗慢性病。

如果乳房发育不良是因过分消瘦、胸大肌发育不良等引起，则需加强营养，增加体重，同时应注意加强体育锻炼，尤其是胸部肌肉的锻炼。当胸部肌肉发育良好时，乳房自然挺拔。

乳房发育不良还包括乳房发育不对称现象。一般来说，两侧乳房应是对称性地发育。也就是说，两侧乳房的大小、形态、位置应大致相同。但也有不少女性两侧乳房发育并不十分对称，一侧稍大，一侧稍小；一侧稍高，一侧稍低。如果差异不大，一般属于生理性的。但是，某些疾病或生活方式亦可导致乳房发育不对称，如胸部外伤、烧伤、烫伤等可影响患侧的乳房发育。有的则是女孩在乳房发育期，因害羞而穿过紧的胸罩，以致乳房发育受限而不对称。此外，乳房内的肿瘤也可使患侧乳房增大而致两侧乳房不对称，此时，常可触及乳房内肿块，应引起注意，及时就医。

少女的乳头内陷，多因发育受阻所致。有的少女发现自己渐渐隆起的乳房，觉得害羞，或因自己认为乳房过大等原因，采取束胸或戴过紧的胸罩。长期下去，乳头不仅不能向外凸出，反而凹了进去。这会给今后带来诸多不便。因此，乳头内陷的少女必需及早治疗。一般情况下，通过自我按摩可起到很好的效果。用左手将右侧乳房托起，右手食指、中指、无名指并拢，从乳房底部用三指向乳头做旋转轻揉，先从近胸骨处的乳房底部向外侧移动按摩，往返20次，然后按摩左侧乳房；五指呈鸡爪形，扣住乳头下方，轻轻往乳房基部旋转揉摩，每侧乳房各10次；拉引乳头，用拇指、食指和中指捏住乳头，向外做牵拉按摩，每侧20次。注意用力要均匀，捏乳头不要用力太大。

何谓隆乳术

随着人们生活水平、文化素质、社会文明不断提高，要求行隆乳术的人数也越来越多。女性扁平胸及小乳房者，失去正常女性特征及美感，需施行隆乳术，增加乳房内容物，扩大乳房体积，改善乳房外形与曲线，以达到恢复女性胸部曲线美的目的。

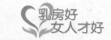

产生扁平胸及小乳房的主要原因有：乳房先天性双侧或单侧发育不良、哺乳后乳房萎缩、双侧乳房轻度松垂导致不对称、乳腺肿瘤行保留乳头乳晕皮下乳腺切除术后、体重急剧减轻、体形骤然消瘦、乳腺癌术后。

目前隆乳术的方法很多，比较常用的方法有：硅胶囊假体植入、自体真皮—脂肪组织筋膜瓣游离移植、带蒂的真皮—脂肪瓣充填植入、背阔肌—真皮复合组织岛状瓣植入、腹直肌的真皮脂肪肌肉瓣转移等。其中最常用的是硅胶囊假体植入。

硅胶囊假体植入，按照患者的年龄、职业、文化素质、胸廓形态宽窄、体形肥瘦、身高、个体审美观等因素，选择体积、宽度、隆起坡度合适的乳房假体，植入乳腺后间隙或胸大肌下层。植入乳腺后间隙是将乳房假体置入胸大肌浅层乳腺组织下，手术简单，损伤小，隆乳位置外观形态，手触摸感均很自然。胸大肌下层置入是将乳房假体置入胸大肌深层，可以减少假体破损和纤维囊性挛缩的机会。间隙分离准确，出血少，易分离。但分离到近胸骨体缘1厘米时，应注意避免损伤胸廓内动脉肋间穿支，否则易出血。

何谓美乳化妆品

美乳化妆品是指以女性乳房健美为使用目的的皮肤用化妆品，我国卫生部将其列为特殊用途化妆品，使用美乳化妆品是一种较为安全、简便、实用的美乳方法。

美乳化妆品（以美乳霜为例）一般由膏体基质，营养成分及美乳添加剂组成。膏体基质中含有油分、水分及保湿剂，可以保护、滋润乳房皮肤，保持局部皮肤柔软、细腻。营养成分包括水解蛋清、各种氨基酸、维生素及一些营养性油脂。常用的美乳添加剂有激素、植物有效成分及生化制剂。雌性激素虽有丰乳效果，但也有副作用；植物提取的有效成分有丹参、红花、元胡、赤芍、郁金等；在生物技术飞速发展的今天，胶原蛋白、果酸、DNA、海藻多糖等生化制剂也开始应用于美乳产品中。为了更好的将有效成分输送到皮肤内，配方中还要加入一些助渗剂，如氮酮等。

美乳化妆品中的营养成分能及时为乳房发育提供所需养分，增加脂肪量；美乳添加剂可以激发脑垂体及性腺的分泌功能，从而提高体内雌性激素水平，促进乳房发育，防止乳房松弛下垂，使其丰满、富有弹性。

目前，我国市场上的美乳产品以膏霜为主要剂型，它可以在配方中添加亲脂及亲水性营养和美乳添加剂，按摩效果好，对局部皮肤滋润效果明显。在选购美乳化妆品时，要注意其包装上有无卫生部特殊用途化妆品生产许可标志，使用前要仔细阅读说明书，并在手臂内侧做涂用试验，确定其安全性，以免产生副作用，导致卵巢机能紊乱、月经不调、色素沉着等。

随着现代生化技术的迅速发展，新型的美乳化妆品也越来越多，对美乳效果明显的生化添加剂不断出现，如胎盘提取物、蜂王浆、胶原蛋白、血清等。这些生物型美乳产品疗效明显且安全无副作用；以中草药为代表的天然植物型美乳产品其特点是安全、效果好、成本低；一些系列产品中既有可使平胸隆起的丰乳素，又有针对女性乳房松弛、下垂的弹力精华素，还有健胸凝胶，健胸喷雾剂等。此外，一些高新渗透技术，如脂质体包覆技术等也应用其中，大大提高了美乳效果。

乳房小些会影响结婚生育吗

如前文所述，由于乳房的形态、体积存在着较大的个体差异，女性乳房的发育还受年龄及各种不同生理时期等因素的影响，因此，乳房的大小没有统一的标准。一般来讲，育龄妇女中，身材胖一些的女性，由于脂肪组织较多，乳房也会大一些；而身材单薄的女性，则脂肪组织较少，乳房会比较小。这种情况下的小乳房，可能是由于体质因素造成的，也可能是由于营养不良等因素造成的，均属正常范围之内，一般不会影响今后的结婚、生育以及哺乳。对其中的营养不良因素造成的乳房较小者，应有意识地增加营养，加强锻炼，在增强身体素质的同时，也会使乳房更健美。这里，我们还要提醒正处于生长发育中的女孩子和她们的妈妈注意：必须重视青春发育期乳房的保健。有些女孩子对自己乳房的发育感到惶惑而羞怯，故意穿很紧的内衣，限制了乳房的正常发育生长，而粗心的妈妈因忙

乳房好
女人才好

于工作，对此却不闻不问，这样对乳房的发育十分不利，致使有些女孩子的乳房没有发育到她们应该能够达到的程度。因此，能否重视和关心她们，帮助她们顺利度过青春发育期，是拥有一对健美乳房的关键。

除了以上由于生理性变异引起的乳房较小者外，还有由于病理性因素造成的小乳症，常常表现为乳房明显小于正常，甚至如同小儿或男子的乳房，这种情况会对结婚、生育产生不同程度的影响，应在医师指导下接受相应的治疗。如由于性腺发育不全或下丘脑－垂体促性腺激素分泌不足等内分泌因素引起者，应在医师指导下接受激素治疗。由于先天因素造成的胚胎时期乳腺始基停止发育，或因感染、外伤等后天因素造成乳房损伤致使乳腺发育不良或不发育者，则可行隆乳术。

总之，不论是什么原因引起的小乳症，都不要自卑、忧虑或烦恼，要积极寻找原因，在医师的指导下，寻找对策，使自己能享有正常的婚姻生活。

两侧乳房不对称是正常的吗

虽然多数情形下两侧乳房是对称的，但仔细观察比较后会发现有时也不一定完全一样，这是不是乳房的病态呢？就像人的其他对称性器官也不是绝对对称一样，两侧乳房稍有大小、形态的不一致，也是常常可以见到的，并无大碍。比如，两侧乳房一侧大一些，另一侧小一些；一侧乳头挺出，而另一侧乳头却稍内陷等。这种情况如果是一直如此，不是新近才发生的，并且从无不适感，那么这就是正常现象，大可不必为此不安。如果两侧乳房呈现明显不对称，则有以下几种情况：第一，先天因素。在胚胎发育过程中，如果一侧乳房始基发育异常，在今后的青春期乳房发育时，两侧乳房就会明显不对称，发育不良的一侧会明显小于健侧。一般来讲，这种情况不会影响结婚、生育，但却失去了女性特有的曲线美。因此，可在青春期乳房发育完全后，择期行假体植入法隆乳术，使原本扁平的一侧乳房与健侧一样丰满，恢复女性的风采和自信。第二，后天因素。通常发生于经产妇。在哺乳时，母亲常习惯于某一侧方向怀抱乳儿授乳，使两侧乳房授乳机会不均等，机会多的一侧在断乳后，较对侧更易萎缩退化而变小。这种情况一般无不适感，也不会影响生活。可进行较小乳房一侧的胸肌锻炼，并可对较小乳房进行按摩，必要时，可外用丰乳药物或器材（应注意对市场上名目繁多的品牌鉴别真伪，慎重选用）。当然，如果在哺乳时，注意两侧乳房交替授乳，机会均等，则可以避免此种情况的发生。此外，如果以往两侧乳房是大致对称的，而新近出现了不对称情况，如一侧乳房增大、一侧乳房皮肤颜色改变或皮肤出现小凹陷、一侧乳头回缩或抬高，有时还伴有疼痛、痒感、乳头出水等症状和体征时，应予以特别重视。这种情况应立即去看医生，进行有关检查，以尽早发现可能出现的病变。

天生的“塌乳头”还能喂奶吗

天生的“塌乳头”即指先天性乳头凹陷。先天性乳头凹陷可为双侧，亦可为单侧。

正常情况下，乳头应高于乳晕平面1.5～2厘米。乳头凹陷有以下几种情况：乳头较扁或较短；脐状乳头，即乳头内陷，但尚能被拉出；内陷乳头，即乳头内陷，但不能被拉出。一般来讲，程度较轻的乳头凹陷不会影响正常授乳，如扁或短的乳头及脐状乳头；而严重的乳头凹陷则表现为乳头深陷于乳腺内，不能拉出，此种情况则影响授乳，并且易发生感染。

因此，如果您的乳头只是稍有些扁或为脐状乳头，则不必担心哺乳的问题。在哺乳之初可能会有些困难，但仍应坚持哺乳。方法是每次将乳头轻轻拉出，送入乳儿口中，待其能含住乳头并能吸吮了，即告成功。但因乳头通常是内陷的，故应特别注意乳头处的清洁，平时应经常将乳头拉出清洗；哺乳期间，于每次哺乳前、后均应清洗乳头，避免因乳头周围残留乳汁及污垢而引起继发感染。如果您的乳头凹陷很严重，则不可强行往外拉、拽乳头。确实不能哺乳者，应尽早回乳，以免发生急性乳腺炎。

如果您的乳头平时并不凹陷，无意中发现乳头内陷了，与平时不一样了，则

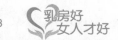

应引起足够的重视。这种情况很可能是乳房发生了病变，应立即到医生处就诊，以期明确诊断，采取相应的治疗措施。

副乳是如何形成的

如前文所述，人类乳腺来源于外胚层。在胚胎发育至第2个月时，于胚胎的腹面从腋下到腹股沟的"乳线"上，有6~8对乳腺始基形成。正常情况下，胚胎发育至第9周时，除胸前区位于第5肋间的一对乳腺始基能保留并继续发育外，其余的均退化、消失。如果其余的乳腺始基中某一对（或几对）未消失，就会在出生后发育成多余的乳房或乳头，这就是副乳（多乳或多乳头）。副乳男女均可发生，发生率为1%~5%，发生部位常见于腋窝或胸前部，多对称分布。多数副乳仅有一对，但亦可出现单个或一对以上者。若有乳头形成并伴有其下方的腺体组织者，称为完全性副乳；若仅有乳头而没有乳腺实质，或仅有两侧对称的局限性凹陷或皮肤色素沉着而没有乳头者，称为不完全性副乳。完全性副乳常见于腋下，体积较大。完全性副乳可同乳腺一样受内分泌激素的影响，如雌激素、孕激素及催乳素等，因此亦可随着月经来潮而发生周期性的变化，妊娠期增大较明显，哺乳期可有泌乳。不完全性副乳可发生于胸前或其他部位，体积较小，通常只有副乳头，受内分泌激素的影响较小。

发现自己有副乳时，不必惊慌。如果属于不完全性副乳，则通常是毫无感觉的，极少发生病变；如果属于完全性副乳，则应注意观察、体会副乳的变化规律，一旦发现有异常情况，及时就诊。

中医是怎样认识乳房的

对乳房经络、解剖、生理、病理的认识，在最早的中医经典著作《内经》中已有记载。后世医家也多有论述，如"男子乳头属肝，乳房属肾；女子乳头属肝，乳房属胃"，指出了乳房的经络归属；"妇人乳有十二穰"，指出了乳房的解剖结构；"冲任为气血之海，上行则为乳，下行则为经"，指出了乳汁的生成来源；"妇人以冲任为本，若失于将理，冲任不和，或风邪所客，则气壅不散，结聚乳间，或硬或肿，疼痛有核"，指出了冲任不和是乳房疾病重要的发病因素之一。这些论述，为中医乳房病学理论体系的形成奠定了基础，是现代中医乳房病理论研究和临床诊治的学术渊源。

一般认为，对乳房的生理、病理影响最大者为：肝、肾、脾胃功能是否正常以及肝胃两经、冲任二脉是否通调。在脏腑气血津液中，以肾的先天精气、脾胃的后天水谷之气、肝的藏血与疏调气机，对乳房的生理、病理影响最大。在乳房的发育过程中，先天肾气是否旺盛起着决定性的作用。肾气盛，天癸至，使冲任二脉通盛，下可以作用于胞宫而产生月经，令其具有生殖功能；上可以作用于乳房，使乳房发育，为孕育后哺乳作准备。泌乳是女子乳房的基本功能，乳汁的分泌及其调节与肾、脾胃及肝关系十分密切。肾气盛则天癸至，乳房发育充分，乳汁则充盈；脾胃为后天气血之本，气血的形成来源于脾胃水谷之气，乳汁的生成也由脾胃水谷之精微所化生，故脾胃气壮则乳汁多而浓，脾胃气虚则乳汁少而淡；肝主藏血，肝血虚则乳少。在乳汁分泌的调节过程中，以肝之疏泄及脾胃之运化最为重要。肝失疏泄，气机郁滞，或脾胃运化失司，湿热蕴结，则乳络闭阻，气血瘀滞而致乳汁排出不畅，或骤然减少，甚至会炼乳成脓而为乳痈。乳房的经络联系为：乳房与足阳明胃经、足厥阴肝经及冲任二脉有密切的关系。足阳明胃经之直者自缺盆下于乳，贯乳中；足厥阴肝经上贯膈，布胸胁绕乳头而行；冲任两脉皆起于胞中，任脉循腹里，上关元、至胸中，冲脉挟脐上行，至胸中而散。这些经脉的通调和灌养作用，共同维持着乳房的生理功能。若经络闭阻不畅，冲任失调，则可导致多种乳房疾病的发生。

乳房萎缩下垂是怎么回事

乳房萎缩下垂最常见于多次哺乳后的女性，少数亦可见于长期身患慢性疾病而身体衰弱者。女性多次哺乳或哺乳时间延长，特别是不规则持续性哺乳，由于

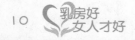

其上皮崩解吸收后，结缔组织增生不足，无法完全补充哺乳期被吸收的间质，造成哺乳后乳腺不似未哺乳时那样坚挺，变得松软而缺乏弹性，常呈悬垂状。长期患病而身体衰弱者，乳房因支持组织的衰退而萎缩下垂。此外，热衷于减肥的女孩，可能由于过分节食而致身体虚弱，乳房局部丢失大量的脂肪及腺体组织，也可以出现乳房萎缩下垂。

乳房萎缩下垂一般无须特殊治疗。因其影响美观，如果患者要求手术治疗，则可行萎缩下垂乳房的矫形手术，借助手术恢复乳房原有的健美形态。提倡积极预防，如少生少育，科学哺乳；锻炼身体，保持健康状态，坚持治疗慢性病；不盲目节食减肥，追求病态的美等。

乳房过于肥大是怎么回事

女性都渴望自己的胸前有一对高耸、健美的乳房，但是如果乳房过于肥大，有的甚至可悬垂到膝部，则不仅仅是不美，而且严重的还会影响日常的工作与生活。那么，为什么有些女子的乳房会长到如此之大呢？

这种过于肥大的乳房，我们称之为巨乳症。患巨乳症的妇女，其乳腺组织可能是正常的，而且不影响生育。常于青春期时发病，乳房迅速增大，在1~2年内即可达到很大的程度；亦可于妊娠期开始发病，乳房在受孕后即迅速增大，持续增大到哺乳期，且增大的乳房不再回复。可为双侧，亦可为单侧发病。巨乳症的乳房可大到10kg以上，致使颈肩部及胸部沉重感及疼痛，由于重力的作用，巨乳可下垂。乳房表面皮肤有静脉曲张及色素沉着，乳晕增大，触诊可及乳内有结节感。乳房下皱褶处常可出现湿疹或炎症，甚至有溃疡形成。巨乳症的病因不明，可能是乳腺组织对雌激素过度敏感所致，亦可能与肥胖及遗传有关。由于巨乳症给生活、工作带来了诸多不便，并且有发生感染及癌变的可能，所以应考虑行巨乳缩小整形术。

小女孩乳房过早发育是怎么引起的

8岁以前的小女孩还没有开始性发育，胸部应该是扁平的，可是有些女孩却已开始出现乳房增大，家长们一定会忧心忡忡地问：这是为什么呢？

儿童的乳房肥大可分为真性性早熟性乳房肥大症及假性性早熟性乳房肥大症。前者是指乳房随性早熟而出现，除了乳房发育以外，有排卵、有月经，且身高迅速增长。真性性早熟性乳房肥大症可用孕激素来治疗，通过反馈作用抑制下丘脑垂体前叶的促性腺功能。而后者则是卵巢功能性肿瘤不正常地分泌雌激素或外源性雌激素摄入过多引起，除了乳房肥大外，亦可见外阴、阴道及子宫的发育，也可有子宫出血，但它并不是真正的月经，因其无周期性的卵泡成熟与排卵。此种情况必须寻找原因，对症治疗，如有卵巢肿瘤可视情况予以切除；如为服用含雌激素的药物引起，则于停药后会恢复正常。

除了以上两种情形以外，还有一种是单纯性乳房发育，即乳房发育过早，但不伴有阴道及子宫的发育，也无腋毛和阴毛。这是因为7~8岁的女孩也会有少量雌激素的分泌，如果她们体内的雌激素水平一过性升高或乳腺组织对雌激素敏感性增高，则可以出现乳房肥大，常先出现于一侧，亦可以是双侧先后出现，表现为乳晕下结块或整个乳房增大。这种现象一般是一过性的，可自行恢复，不宜予以手术治疗，以免影响患儿今后的乳房发育。

男性乳房有时也会增大吗

正常情况下，男性乳房是不发育的，但极少数男子也会出现单侧或双侧乳房肥大，这是为什么呢？

多种原因可导致体内雌激素水平相对或绝对增高，乳腺上皮细胞受过多的雌激素刺激时，可发生男性乳房异常发育症，从而出现男子乳房肥大。一般可分为原发性和继发性两大类。原发性者通常以青春期男孩和老年男子为多，可能是内源性雌激素一过性升高或雄激素下降所致，常可自行消退。继发性者常见于肝脏

乳房好
女人才好

疾病、睾丸疾病、肾上腺疾病、甲状腺疾病、糖尿病以及泌尿生殖系统或神经系统的肿瘤等，这些疾病可引起内分泌激素紊乱导致乳房异常发育，临床需积极诊断、治疗，方可治愈。长期服用一些药物如利血平、异烟肼、洋地黄毒苷、氯丙嗪等，也会引起乳房发育，一般停药后可消退。另外，两性畸形、先天性睾丸发育不良，也会导致乳房肥大。

男性如果发现自己有乳房肥大，应尽早去医院确诊，如果是生理性的、药源性的，则不必过于紧张，能自行消退或于停药后消退；如果是病理性的，则应认真寻找原因并针对病因及时予以治疗。男子乳房肥大，在较早时即给予积极有效的治疗，尚可恢复正常；而时间较久，乳腺组织增生较严重时，则为不可逆的变化，必须行手术治疗。

何谓乳房美容整形术

乳房美容整形术是应用现代外科技术，结合"艺术雕琢"对形态、大小及位置等不理想的乳房进行美容整形，为乳房缺失者进行乳房重建术。应用外科手术的方法将各类的畸形乳房，矫正修复成为具有正常形态和外观的乳房，同时也消除了因乳房畸形而产生的心理障碍。同样，乳房重建术后恢复了女性完整的形体美，同时亦消除了心理上因丧失乳房而带来的障碍，恢复其自尊、自信及社会参与意识。

乳腺癌早期手术切除治疗后的乳房重建是完全必要的。因为经过乳腺切除的妇女，有一种消极的心理状态，她们不仅对手术破坏了自己曲线美及女性的特征感到自卑，而且在心灵中有一个永久性的警告——自己患过乳腺癌，从而忧虑自己一生中随时存在着癌症复发的可能，并对她们的子孙有着遗传影响等。因此，乳腺癌切除后的乳房重建将会显著改善病人的心理状态，达到治疗身心的目的。遗憾的是目前还很少有外科医师在乳腺癌病人手术后注意到修复重建乳房的问题。

乳房美容整形术有哪几种

乳房美容整形术主要包括：巨大乳房缩小术、乳房下垂矫正术、双侧乳房不对称的矫正术、隆乳术、乳房形体整形术、乳房重建术、乳头乳晕整形术、乳头乳晕重建术、乳头凹限整复术等。

总之，乳房美容整形术就是应用外科手术的方法将各类的畸形乳房，矫正修复成为正常形态和外观的乳房。以下简要介绍几种主要的手术。

（1）巨大乳房缩小术：是将过度肥大的乳房切除一部分，使之恢复至正常完美（大小）。但是，什么样的乳房称之为乳房肥大呢？Lalardrie和Touglard试图通过测量乳房高度及前宽度计算乳房大小，他们认为当一个乳房比"正常"或"完美"乳房的容积增加50％时，表明有肥大存在。可按乳房容积数据将乳房大小分为5级：正常完美乳房：$250 \sim 300cm^3$（容积）；轻度肥大乳房：$400 \sim 600cm^3$；中度肥大乳房：$600 \sim 800cm^3$；重度肥大乳房：$800 \sim 1000cm^3$；巨大乳房：$>1500cm^3$。

巨大乳房缩小术的手术方式并不是一种。乳房容积大小与选择手术方式并无直接关系，手术方式的选择主要依赖乳房美容外科医师的审美观、技术熟练程度、病人个体要求以及术后效果评价诸多方面权衡，来决定手术指征及具体方法。

（2）乳房下垂矫正术：在乳房美容整形外科中，下垂乳房的特征为 ① 乳房明显下垂，乳腺腺体组织集中到乳房的下半部，上极扁平，触诊时上半部乳房的皮肤几乎直接贴于肋骨上。② 下垂乳房的下半部虽然较肥大，但也以脂肪细胞肥大为主，多无乳腺组织增生。③ 乳房皮肤松弛。通常将乳房下垂分为Ⅲ度。Ⅰ度：下垂乳房的乳头平乳房下皱褶。Ⅱ度：下垂乳房的乳头位于乳房下皱褶线以下，但高于乳房的最低位置。Ⅲ度：下垂乳房的乳头位于乳房的最低位置，或乳房下垂超过剑突与脐连线的中点，严重者乳房下缘达脐甚至耻骨。

对乳腺癌乳房切除并实施乳房重建术的患者，只要重建的乳房位置、大小满意，就可以作为对侧下垂乳房的矫正标准。常用的乳房下垂矫正术有以下两种：乳房真皮固定术及宋儒耀乳房上提固定术。

（3）隆乳术：女性扁平胸及小乳房者，失去正常女性特征及美感，需要实施隆乳术，增加乳房内容物，扩大乳房体积，改善乳房外形与曲线，以达到恢复女性胸部曲线美之目的。

目前实施隆乳术的方式方法很多，但比较常用的方法有：① 硅橡胶囊假体植入。② 自体真皮－脂肪组织筋膜瓣游离移植。③ 带蒂的真皮－脂肪瓣充添植入。④ 背阔肌－真皮复合组织岛状瓣植入。⑤ 腹直肌的真皮脂肪肌肉瓣转移。

（4）乳房重建术：即用外科手术的方法将缺失的乳房重建成为正常形态和外观（或接近正常形态和外观）的乳房，恢复女性的曲线美。其手术方法主要有：① 背阔肌肌蒂皮瓣乳房重建术。② 腹直肌肌蒂皮瓣乳房重建术。③ 横位胸腹易位皮瓣乳房重建术。④ 健侧乳房皮肤组织复合瓣乳房重建术。⑤ 吻合血管的游离臀大肌皮瓣乳房重建术。

（5）乳头乳晕重建术：没有乳头和乳晕的乳房，不仅没有完美的乳房形象，而且在裸体状态下，在面对性伙伴（配偶或情人）时，患者自己会有一定程度的窘迫感，性伙伴则可能有虚无的心理反应。为此可给女性造成沉重的精神负担。因此，在乳头、乳晕缺失或不完整的情况下，需要对乳头和乳晕重建。同理，在乳头、乳晕有畸形的情况下也需做整形。

目前，乳头、乳晕重建的方法有很多，但总的说来，所有重建的方法，均未达到满意的程度。因此，对于乳腺癌患者来说，如果患者有乳房重建的要求，在病情允许的前提下，应尽量设法保留乳头乳晕。在必须切除乳头、乳晕的情况下，乳头、乳晕的重建有多种方法，最简单的是纹身法，通过纹身法使局部肤色增深，以模拟乳晕的形态。另一种方法是组织移植法，通过手术重建乳头和乳晕。手术方法主要有：① 乳头乳晕再移植术。② 阴唇、阴囊皮肤移植术。③ 部分健侧乳头乳晕游离复合组织移植重建术。

乳房美容整形术的适应证

乳房美容整形术就是应用外科手术的方法将各类的畸形乳房，矫正修复成为正常形态和外观的乳房，增加女性的曲线美。一般来说，只要是有乳房畸形而又没有手术禁忌证的患者，都是乳房美容整形术的手术适应证。但是其中较为特殊的情况是与乳腺肿瘤有关的乳房重建手术。

（1）乳腺癌患者乳房重建的适应证：对于乳腺癌患者在乳房切除术后，是否应重建乳房，目前有两种意见：一种认为不管乳腺癌属于哪一期，也不论是否有转移，只要患者有乳房重建的要求都可以实施乳房重建手术。许多已有骨转移的乳腺癌患者在切除手术的同时行乳房重建，仍生存2~5年，与同类患者相比较，未因乳房重建而影响生存率。因此病期晚不是乳房重建的绝对禁忌证。在欧美国家对乳腺癌患者乳房重建的指征很宽，他们认为患者的要求是手术选择的决定性因素，一个即使生存时间很短的患者，她也有保持体型完美的权利。

另一种观点是重建术的选择不应受患者志愿的影响，应根据患者的病情、年龄、个体差异和社会因素来选择病例。

① 从病情方面考虑，对于以下病例可以考虑在行根治手术的同时加一期乳房重建术。a. 病理学早期乳腺癌和 I 期乳腺癌，由于其生物学特性或肿瘤局部因素不适合行保留乳房治疗者；b. 虽有保留乳房的指征，但患者对保留乳房的手术顾虑很大，要求行乳房切除者；c. 虽可保留乳房，但治疗条件受限（如没有放疗条件），而患者又因各种因素留在此种条件下治疗者；d. 保留乳房的手术失败，需切除乳房者。对于 II 、IIIa期乳腺癌患者，原则上不是一期乳房重建术的适应证。但如果患者有乳房重建的要求，应根据具体情况来选择。二期手术的适应证为：a. 乳腺癌的局部肿瘤体积较小，淋巴结转移在3、4枚以下，具有复发低危因素的病例；b. 患者在乳房切除术后完成了一系列治疗，经过一段时间的观察（一般为一年以上）无肿瘤复发征象者。

② 从社会、心理学方面考虑，应选择那些患者自己经过深思熟虑后强烈要求行乳房重建术，有接受手术创伤和手术并发症的心理准备，患者家属理解和支持的患者。

③ 从医疗技术方面考虑，乳房重建术涉及解剖生理、外科技术、美学知识等多方面，对医师的要求较高，技术不成熟和不具备技术条件的医师或医院开展此

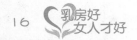

手术应慎重。

（2）乳腺良性肿瘤：乳腺良性肿瘤切除后可以治愈。对因良性肿瘤必须切除乳房的患者行乳房重建术最为适宜。只要患者有乳房重建的愿望，就可以实施乳房重建术。

乳房美容整形术的禁忌证

无论如何，乳房畸形或失去乳房的女士都有一定程度的精神痛苦，重新修复畸形，重新获得已经失去的乳房也是每位女士内心的渴望。遗憾的是并不是在任何情况下都可以实施乳房美容整形术的。那么实施乳房美容整形术的禁忌证有哪些呢？

首先应仔细分析要求实施乳房美容整形术的每一位患者主诉的真实性，判断手术的实施对患者是否完全必要。如果一位患者的要求是实施了乳房美容整形术还不能够满足的问题，那么这种手术最好不要做，因为患者的期望超过了手术所能达到的效果，患者就会表示不满意；当患者的主诉与畸形的实际情况不相符合时，医师应将此列为禁忌证；观察到患者有其他任何心理上的毛病时，均不应考虑手术，而应建议请精神科专家会诊。

实施乳房美容整形术的禁忌证：

（1）绝对禁忌证：绝对禁忌证指不管患者有无重建乳房的愿望，不论病情是否允许，均不宜实施乳房重建术。包括：① 全身状况不能够耐受乳房美容整形手术者。② 患者有严重的心理障碍或精神失常者。③ 患者与其家属（尤其是配偶）的意见难以一致者。④ 在重建乳房术区有肿瘤残余者。

（2）相对禁忌证：相对禁忌证指在某种情况下不应行乳房美容整形术，但可根据患者的意愿适当灵活选择手术者。包括：① 患者肿瘤本身偏晚，乳腺癌术后有高复发的危险因素，预计患者存活时间短者。② 乳腺癌患者乳房切除术后6个月以内，患者正处于放、化疗等抗癌治疗期间。③ 大面积胸壁放射性损伤者。④ 疤痕体质者。⑤ 正在妊娠或哺乳的患者。⑥ 未发育成熟的女性。⑦ 年老体弱的妇女。

乳房美容整形术应注意些什么

行乳房美容整形术与乳腺癌根治手术相比涉及的问题要更加广泛一些，其中最应注意的是在乳腺癌术后的患者应详细了解肿瘤生物学特性，同时还应对患者的心理学因素全面了解，制定合理的手术方案，做好常规术前准备。

（1）对乳腺癌患者的肿瘤生物学特性的评价

对于乳腺肿瘤患者，哪些病例适合行乳房美容整形术，什么时间进行乳房美容整形术，其最主要的决定因素是肿瘤的生物学特性。

对于拟行一期乳房重建者，术前应行全面检查，首先通过了解原发肿瘤的部位、大小、局部浸润情况、淋巴结转移情况、远隔转移情况，准确地进行TNM分期。

术前组织学诊断是决定重建术取舍的主要依据，对已行活检的病例应详细了解病理类型。根据其分化程度、ER状况或其他生物学指标，判断肿瘤的恶性程度。结合临床检查等，分析肿瘤复发的危险性。对术前无组织学诊断者，应行术中快速病理检查，对上述情况作出判断。

对二期乳房重建者，亦应详细复习患者的全部病史及病理资料，行全身检查，了解患者有无局部复发或远隔转移，并对病情的归转有大致的估计。

（2）患者的心理学准备

① 向患者提供适当的心理咨询，使其明确乳房美容整形术的目的是纠正乳房畸形、改善患者的社会心理功能及人体曲线美的外观形态，但不可能通过一次手术改变患者的根本生活。

准备乳房美容整形术的患者大多数是以"锦上添花"为手术目的，她们的心理活动千差万别。医师若能够正确理解和适当咨询，精神疗法比手术治疗本身更为重要。

对于乳腺癌术后要求乳房重建的患者，应在尽可能的情况下向患者及家属介绍疾病的性质、病期，复发的危险等，以便让患者"脚踏实地"地做出正确的选择。但在介绍病情时，应注意方法和策略。

② 乳腺癌手术与重建手术关系的介绍，有些妇女担心行乳房重建术会影响肿瘤的治疗效果，医师应向患者讲明乳房重建术是在乳腺癌根治术的基础上实施的，重建术不影响治疗手术的范围，这种担心是不必要的。但是由于乳房重建后胸壁原手术部位有较厚的移植组织，可能不利于术后复发灶的及时发现，这一点需要通过术后加强随访和复查来克服。

③ 手术疗效的介绍，在乳房美容整形术前，应向患者及家属说明，通过乳房美容整形术哪些目的可能达到，哪些要求根本无法达到；哪些效果取决于患者本身的个体情况，包括个体素质（如是否属于疤痕体质）、相关组织的解剖变异等。术前就必须使患者意识到，正如最完美的艺术仿制品也不能与真品完全相似一样，重建的乳房和原先的乳房一模一样是不可能的，而且很少能达到完全对称，乳房重建的主要目的在于使她重新获得身体完整性的意识。重建乳房只要达到形似就比较满意了，大多数患者需要配合衣着、胸罩等来调整乳房曲线。另外重建乳房在质地、活动度上也有别于原乳房，乳房的生理功能则完全不具备。

④ 对社会背景的了解，在行乳房美容整形术前必须取得患者家属尤其是配偶的支持。例如，其丈夫对经过整形的乳房或重建的乳房非常厌恶，势必加重患者术后的心理痛苦，部分或全部失去乳房整形美容的意义。另外，患者所处人群的审美观和社会生活习惯，也是影响患者心理的主要因素。

（3）一般的术前准备

在详细了解受术者的病情、帮助患者建立良好的心理准备的前提下，根据患者的基础条件制定出合理的手术方案。同时还必须做好其他方面的准备。① 对受术者作常规检查，包括血、尿常规、胸部X线、心电图及肝肾功能检查等。因为乳房美容整形术是"锦上添花"的手术，所以一旦发现重要脏器的功能异常应暂停手术。② 对受术者做好术前常规准备。必要时要行双侧乳房或胸壁术区及对侧乳房照相，以便手术前后对照。③ 做好术前设计并划好各部分标记线，包括乳房大小的标记，乳头的位置，采取皮瓣或肌皮瓣等形状，重建乳房的位置等。④ 备血200～400ml，对取材区备皮。⑤ 必要时手术当日放置导尿管。

第二章

书写女人一生故事的
乳房

乳房的形态和位置

乳房的形态受种族、遗传、年龄、哺乳等因素而差异较大。我国成年女性的乳房一般呈半球形或圆锥形，两侧基本对称，哺乳后有一定程度的下垂或略呈扁平。老年妇女的乳房常萎缩下垂且较松软。乳房的中心部位是乳头。正常乳头呈筒状或圆锥状，两侧对称，表面呈粉红色或棕色。乳头直径约为8~15厘米，其上有许多小窝，为输乳管开口。乳头周围皮肤色素沉着较深的环形区是乳晕。乳晕的直径约3~4厘米，色泽各异，青春期呈玫瑰红色，妊娠期、哺乳期色素沉着加深，呈深褐色。乳房部的皮肤在腺体周围较厚，在乳头、乳晕处较薄。有时可透过皮肤看到皮下浅静脉。

乳房位于两侧胸部胸大肌的前方，其位置亦与年龄、体型及乳房发育程度有关。成年女性的乳房一般位于胸前的第2~6肋骨之间，内缘近胸骨旁，外缘达腋前线，乳房肥大时可达腋中线。乳房外上极狭长的部分形成乳房腋尾部伸向腋窝。青年女性乳头一般位于第4肋间或第5肋间水平、锁骨中线外1厘米；中年女性乳头位于第6肋间水平、锁骨中线外1~2厘米。

由于乳房的形态和位置存在着较大的个体差异，女性乳房的发育还受年龄及各种不同生理时期等因素的影响，因此，应避免将属于正常范围的乳房形态及位置看作是病态，从而产生不必要的思想负担。

乳房的生理功能

乳房的生理功能主要有以下几方面。

（1）哺乳：哺乳是乳房最基本的生理功能。乳房是哺乳动物所特有的哺育后代的器官，乳腺的发育、成熟，均是为哺乳活动做准备。在产后大量激素的作用及小婴儿的吸吮刺激下，乳房开始规律地产生并排出乳汁，供小婴儿成长发育之需。

（2）第二性征：乳房是女性第二性征的重要标志。一般来讲，乳房在月经初

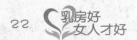

潮之前2～3年即已开始发育，也就是说在10岁左右就已经开始生长，是最早出现的第二性征，是女孩青春期开始的标志。拥有一对丰满、对称而外形漂亮的乳房也是女子健美的标志。不少女性因为对自己乳房各种各样的不满意而寻求做整形手术或佩带假体，特别是那些由于乳腺癌手术而不得不切除掉患侧乳房者。这正是因为每一位女性都希望能够拥有完整而漂亮的乳房，以展示自己女性的魅力。可以说，乳房是女性形体美的一个重要组成部分。

（3）参与性活动：在性活动中，乳房是女性除生殖器以外最敏感的器官。在触摸、爱抚、亲吻等性刺激时，乳房的反应可表现为：乳头勃起，乳房表面静脉充血，乳房胀满、增大等。随着性刺激的加大，这种反应也会加强，至性高潮来临时，这些变化达到顶点，消退期则逐渐恢复正常。因此，可以说乳房在整个性活动中占有重要地位。对于新婚夫妇及性生活不和谐者尤其重要的是，了解乳房在性生活中的重要性，会帮助您获得完美、和谐的性生活。无论是在性欲唤起阶段还是在性兴奋已来临之时，轻柔地抚弄、亲吻乳房均可以刺激性欲，使性兴奋感不断增强，直至达到高潮。

青春期乳房变化

青春期是指男女性器官发育成熟的时期。女孩的青春期一般开始于13～15岁，也可能更早或更晚些。近年来，女孩的发育特别是大城市女孩的发育有提早的趋势，有些自9～10岁即已开始，这可能与营养状况的改善和饮食结构的改变有关。女孩的性发育从乳腺的发育开始，一般2～3年后，月经初潮来临。月经的来潮是女子性器官和乳腺发育进入成熟期的标志。但月经初潮后，大多数女孩的乳腺仍会继续发育1～2年，直至发育到成年人的成熟的乳房形状。女性乳房从开始发育到成熟，一般要经历4～6年的时间。乳房发育的早晚、快慢，发育过程的长短以及发育的程度，存在着很大的个体差异，因此，当您的乳房发育与别人的不完全一样时，不必惊慌，稍有不同可能是正常的。

在幼年时期，女孩的乳房是扁平的，只有乳头稍稍突起。到青春期，女孩的乳房开始隆起、增大，乳头和乳晕也相继增大，颜色加深。渐渐地，乳房形成盘状，再继续增大呈半球形。

那么，青春期的乳房外观为什么会发生这么大的变化呢？这是因为在青春期，女孩身体内的激素水平正悄悄地发生着巨大的变化。一般认为，青春发育的开始，是由于下丘脑分泌促性腺素释放激素（GnRH）增加，激活下丘脑-垂体-卵巢轴的活动，继之，垂体分泌大量的卵泡刺激素（FSH）和黄体生成素（LH），使卵巢类固醇激素分泌增加。在雌激素、孕激素、催乳素以及肾上腺皮质分泌的雄激素等激素的共同作用下，乳腺开始生长，主要表现为乳腺导管延伸，管腔稍加宽，管周间质增多而疏松，血管丰富。与此同时，身体脂肪的分布发生改变，出现腋毛和阴毛，身高迅速增加。当卵巢内膜细胞能分泌足够量的雌激素时，则引起子宫内膜增生，导致月经来潮。此后，随着雌、孕激素的分泌进一步增多，小导管末端的基底细胞增生，形成腺泡芽，管腔逐渐形成，最终形成乳腺小叶结构。

在发育过程中，有些女孩的乳房会有膨胀感，有的甚至感到疼痛或触痛，这是正常现象。另外，由于这一时期的乳腺组织对激素的敏感程度是不均匀的，所以乳房不同部位的腺体发育可能也是不均衡的，有的局部可出现小结节，随着乳腺的进一步发育，这些小结节会自然消失。

青春期男孩的乳腺是不是一点也不发育呢？不是的。青春期男孩的乳腺也要发育，只是发育较女孩晚一些，而且发育程度低，不形成小叶，发育时限也较女孩为短。表现为乳房稍有增大，乳晕直径增加。约有60%～70%的男孩此时于乳头下可触及小硬结，质韧，伴有轻度触痛，一般在1～2年内可消失。如仍未消失甚至进一步增大，则考虑为男性乳腺异常发育，应在医生指导下进行必要的检查、治疗。

月经周期对乳房有何影响

乳腺是雌性激素的靶器官，因此，在月经周期过程中，乳腺腺体组织随月经周期不同阶段不同激素的变化而发生相应的变化。在月经周期的前半期，受卵泡

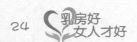

刺激素的影响，卵泡逐渐成熟，雌激素的水平逐渐升高，乳腺出现增殖样的变化，表现为乳腺导管伸展，上皮增生，腺泡变大，腺管管腔扩大，管周组织水肿，血管增多，组织充血。排卵以后，孕激素水平升高，同时，催乳素也增加。到月经来潮前3~4天，小叶内导管上皮细胞肥大，叶间和末梢导管内分泌物亦增多。因此，月经前可感到乳房部位不适，发胀，乳房变大，紧张而坚实，甚至有不同程度的疼痛和触痛，且有块物触及。月经来潮后，雌激素和孕激素水平迅速降低，雌激素对乳腺的刺激减弱，乳腺出现了复旧的变化，乳腺导管上皮细胞分泌减少，细胞萎缩、脱落，水肿消退，乳腺小叶及腺泡的体积缩小。这时，乳房变小、变软，疼痛和触痛消失，块物也缩小或消失。数日后，随着下一个月经周期的开始，乳腺又进入了增殖期的变化。月经周期的无数次重复，使乳腺总是处于这种增殖与复旧、再增殖再复旧的周期性变化之中。

妊娠期乳房会发生的变化

妊娠期体内激素水平的变化，会使孕妇的乳房发生一系列生理变化，而这种变化也是为了适应分娩后哺乳的需要，妊娠期乳腺发育的程度是决定分泌乳汁多少的重要因素之一。一般来讲，自妊娠开始一个月起，乳房即已开始了这种变化，随着妊娠月份的增加，乳房的变化也愈来愈明显。外形上出现乳房体积增大；皮下浅静脉曲张；乳晕色素逐渐加深，乳晕范围加大，乳晕区出现米粒大至绿豆大的皮肤小结节；乳头变硬、增大、凸出、挺立；可出现初乳。这是因为在妊娠早期，由于卵巢雌激素及黄体素的共同作用，乳腺实质增加，末梢导管上皮增生，小管增多，小叶间质水肿，小叶得到很好的发育，体积增大；至妊娠中期，黄体素分泌逐渐增多，乳管终末部扩大，腺泡充分发育，腺泡上皮开始分泌活动，上皮细胞出现分泌颗粒，腺泡内可有少量分泌物，间质减少，水肿间质内除毛细血管增多扩张充血外，还可见淋巴小结，此时，乳腺变大而坚实，浅静脉扩张，乳头乳晕色素沉着加深；至妊娠后期，胎盘的雌激素和孕激素开始产生作用，腺泡进一步增大，上皮细胞内含有分泌空泡及颗粒，分泌物释放进入腺腔，腺泡互相紧密靠拢，间质减少，几乎消失，毛细血管增多、充血，腺腔充满了分泌物；至临近分娩时，上皮细胞开始分泌初乳。

哺乳期乳房会发生的变化

胎儿娩出后，乳腺呈现哺乳期变化。在产后的2~3天内，产妇的乳房在垂体分泌的大量催乳素的作用下，会出现迅速胀大而坚实，产妇会感觉胀痛难耐。在轻轻用手按摩或经过小婴儿的吸吮后，可分泌出"初乳"。此后，随着规律哺乳的建立，"初乳"变成"成乳"，产妇的乳房会规律地充盈、排空，再充盈、再排空。乳房虽因哺乳而变大了许多，但只要注意哺乳期卫生及保健，避免发生感染等问题，一般不会感觉乳房疼痛不适，只是在喂奶之前会感觉乳房发胀，有时乳汁会自行溢出，喂奶之后随着乳房的排空，胀感消失。哺乳期乳房的一系列变化是因为在催乳素和其他有关激素的协同作用下，腺泡及小叶内导管明显增多、密集，腺管腔扩张增大，小叶间组织明显减少，腺泡上皮分泌活跃，部分上皮由立方变柱状，胞质富有分泌物而透明，核圆，位于基底部；部分腺腔高度扩张，充满乳汁，上皮扁平；有些则分泌物较少，为分泌物排出的表现，之后细胞再生复原。因此，各部腺泡的分泌活动不是同步进行，而是轮流进行的。在断乳数日后，乳腺进入复旧期变化，腺泡破裂，细胞崩解，细胞内分泌颗粒消失，扩大的导管变小或残存，间质增多，可见散在崩解的上皮细胞、吞噬细胞及间质内圆形细胞浸润。约需历时3个月至半年，乳腺方可恢复至非妊娠时的状态。由于上皮崩解吸收后，结缔组织的增生不能完全补充哺乳期被吸收的间质，造成哺乳后乳腺不似未哺乳时那样坚挺，常呈悬垂状。若乳腺复旧不完全或不规则，可出现哺乳期乳腺增生或导管扩张等病变。

妊娠期和哺乳期乳房原有的良性或恶性肿瘤有可能会增大，临床上应引起注意。

乳房好
女人才好

绝经前后乳房会发生的变化

绝经是卵巢功能衰退的一种表现。女性一般在50岁左右进入绝经期。此时，由于卵巢分泌的雌激素和孕激素明显减少，乳房缺乏雌性激素的刺激而逐渐萎缩，腺体逐渐退化，被脂肪组织所代替。这种变化首先发生于乳腺小叶和腺泡，组织学上表现为乳腺小叶不整、缩小，数目减少，继而腺末房及小导管萎缩，上皮细胞减少以致消失，管腔狭窄，间质纤维化、胶原化。有时也有些导管反而扩张，形成囊肿。绝经后的老年乳腺则已基本无乳腺小叶或仅残留少许小叶，小乳管及小血管可消失，间质硬化。

基于以上原因及由此而发生的一系列组织学变化，绝经期女性一般会出现乳房体积变小；也有些较肥胖的女性，乳房体积反而增大，但这并不是乳房仍在发育的缘故，而是腺体被脂肪组织所代替的结果。有些女性由于导管扩张形成囊肿，或由于残留的乳腺与增生的纤维结缔组织夹杂在一起，表现为不规则的乳房结节。绝经数年的老年女性，乳房则一般体积变小、松软下垂，皮肤皱襞增加。

由于乳腺癌发病率有随年龄增加而上升的趋势，故绝经前后的女性应对自己乳房的细微变化引起足够的重视，一旦发生乳腺癌，能否早期诊断，早期治疗，是决定乳腺癌预后好坏的关键。而此时，因绝经前后激素水平的较大变化，必然带来乳房的相应变化（如上所述），那么，区别哪些是正常的生理变化、哪些是可能的病理改变就显得至关重要了。一般来讲，对突然出现的明显异常的感觉，或乳房体积、形态的改变，或乳头出水等情况，应给予高度重视。特别是已绝经数年的老年女性，乳房已"平静"多时，突然又出现了新的改变（哪怕是极轻微的），应立即到医生处就诊，千万不可麻痹大意。

雌激素的生理作用

女子体内的雌激素和孕激素主要由卵巢合成、分泌。同时，卵巢还能分泌少量的雄激素。一般认为，排卵前的雌激素主要由卵泡内膜分泌，排卵后的雌激素和孕激素主要由黄体细胞分泌，其分泌的功能随着卵巢功能周期性变化而波动。卵巢主要合成雌二醇和雌酮两种雌激素。

雌激素的主要生理作用有如下几个方面：① 促使子宫内膜发育，肌肉变厚，血运增加，并使子宫收缩力增强，增加子宫平滑肌对催产素的敏感性。② 使子宫内膜增生。③ 使子宫颈口松弛，宫颈黏液分泌增加，质变稀薄，易拉成丝状。④ 促进输卵管发育，加强输卵管节律性收缩的振幅。⑤ 使阴道上皮细胞增生和角化，阴唇发育丰满。⑥ 使乳腺管增生，乳头、乳晕着色。⑦ 促进其他第二性征的发育。⑧ 雌激素对卵泡的发育是必需的，从始基卵泡发育到成熟卵泡，起一定的作用，有助于卵巢积储胆固醇。⑨ 通过对丘脑下部的正负反馈调节，控制脑垂体促性腺激素的分泌。⑩ 对新陈代谢有一定作用，促进钠与水的潴留，在脂肪代谢方面，总胆固醇有下降趋势，β-脂蛋白减少，胆固醇与磷脂比例下降，有利于防止冠状动脉硬化症。⑪ 对骨骺能促进骨中钙的沉积，青春期在雌激素影响下可使骨骼闭合。绝经期后由于雌激素缺乏而发生骨质疏松。

孕激素的生理作用

孕酮是卵巢分泌的具有生物活性的主要孕激素，在排卵前孕酮的产生每天为 $2\sim3mg$，主要来自肾上腺。排卵后，上升为每天 $20\sim30mg$，绝大部分由卵巢内黄体分泌。

孕激素的主要作用有：① 使子宫肌肉松弛，活动能力降低，对外界刺激的反应能力低落，降低妊娠子宫对催产素的敏感性，有利于孕卵在子宫腔内生长发育。② 使增生期子宫内膜转化为分泌期内膜，为受精卵着床做好准备。③ 使子宫颈口闭合，黏液减少，变稠，拉丝度降低。④ 抑制输卵管肌肉节律性收缩的振幅。⑤ 使阴道上皮细胞脱落加快。⑥ 在雌激素影响的基础上，促进乳腺腺泡的发育。⑦ 通过对丘脑下部的负反馈作用，影响脑垂体促性腺激素的分泌。⑧ 孕激素能通过中枢神经系统起到升温作用，正常妇女在排卵后基础体温可升高0.3℃～0.5℃，这种基础体温的改变，可以作为排卵的重要指标，也即排卵前基础体温低，排卵后由于孕激素作用基础体温升高。⑨ 孕激素在新陈代谢方面能促进水与钠的排泄。

从以上的功能可以看出，雌激素的作用主要是促使女性生殖器和乳房的发育，而孕激素则是在雌激素作用的基础上，进一步促进它们的发育，为妊娠准备条件，两者之间有协同作用；另一方面，从子宫的收缩，输卵管的蠕动，子宫颈粘液的变化，阴道上皮细胞角化和脱落，以及钠和水的排泄等方面来看，雌激素与孕激素又有拮抗作用。

女性青春期前有哪些生理特点

妇女一生中各阶段有其不同的生理特点，从新生儿到衰老，是一个渐进的过程，虽可大致分为新生儿期、幼年期、青春期、性成熟期、更年期、绝经期等几个阶段，但没有截然的界限，受遗传、周围环境、营养等条件的影响，每一个人各阶段年龄的划分稍有差异。

青春期前有新生儿期和幼年期，其生理特点是：① 新生儿期——出生后4周内称新生儿期，胎儿在母体内受到胎盘所产生的女性激素的影响，子宫、卵巢、乳房等均有一定程度的发育。有些婴儿在出生时乳房肿大，出生数日后，个别新生儿可出现少量阴道流血，或分泌少量乳汁，这些都是生理现象，短期内均自然消失。② 幼年期——从出生4周到12岁左右。在10岁以前，儿童身体持续发育，但生殖器为幼稚型，阴道狭长，上皮薄，无皱襞，阴道酸度低，抗感染力弱，容易发生炎症；子宫很小，子宫颈较长，约占子宫全长的2/3，子宫的肌层也很薄，输卵管弯曲，很细，卵巢长而窄，卵泡不发育。子宫、输卵管及卵巢位于腹腔内，接近骨盆上缘。从10岁左右起，卵泡中开始有少数卵泡发育，但不到成熟程度，卵巢形态逐步变为扁卵圆形。女性特征开始出现，皮下脂肪开始在胸、髋、肩部及耻骨前面积聚，子宫、输卵管及卵巢逐步向骨盆内下降，乳房开始发育。

女性青春期有哪些生理特点

青春期是指从月经来潮到生殖器官逐渐发育成熟的时期。一般从13岁到18岁左右。这个时期的生理特点是身体及生殖器官发育很快，第二性征形成，开始出现月经。① 全身发育：随着青春期的到来，全身成长迅速，逐步向成熟过度。② 生殖器官的发育：随着卵巢发育与性激素分泌的逐步增加，生殖器各部也有明显的变化，称为第一性征。外生殖器从幼稚型变为成人型，阴阜隆起，大阴唇变肥厚，小阴唇变大且有色素沉着，阴道的长度及宽度增加，阴道粘膜变厚，出现皱襞；子宫增大，尤其子宫体明显增大，子宫体占子宫全长的2/3；输卵管变粗，弯曲度减少；卵巢增大，皮质内有不同发育阶段的卵泡，表面稍有不平。③ 第二性征：是指除生殖器官以外，女性所特有的征象。此时女孩的音调变高，乳房丰满而隆起，出现腋毛及阴毛，骨盆横径的发育大于前后径的发育，胸、肩部的皮下脂肪更多，显现了女性特有的体态。④ 月经来潮：月经初潮是青春期开始的一个重要标志。由于卵巢功能尚不健全，故初潮后月经周期也无一定规律，须经逐步调整才接近正常。

青春期生理变化很大，思想情绪也常不稳定，家长和学校应注意其身心健康。

女性青春期以后各期有哪些生理特点

性成熟期：卵巢生殖功能及内分泌功能明显的时期。一般自18岁左右开始逐渐成熟，持续约30年左右。在性成熟期间，卵巢有周期性的排卵和分泌性激素，生殖器各部和乳房甚至整个身体都有不同程度的周期性改变。

更年期：妇女卵巢功能逐渐衰退，生殖器官开始萎缩的一个过渡时期。其中最突出的表现为经常闭经，最后绝经。一般发生在45～52岁之间，这个时期长短不一，可由几个月到数年。在此时期，卵巢功能逐渐减退，卵泡不能发育成熟及排卵。在更年期，大多数妇女的卵巢分泌功能减退比较缓慢，机体的植物神经系统能够调节和代偿，不致发生特殊症状，仅有10%～30%的妇女不能适应而发生自主神经功能紊乱，出现一些症状。

　　绝经期：此时卵巢功能进一步衰退，月经停止。卵巢缩小、变硬、表面光滑。阴唇的皮下脂肪减少，阴道黏膜变为苍白光滑，阴道逐渐缩小，子宫及子宫颈萎缩。这些都属于生理上的正常现象。

何谓卵巢的周期性变化

　　卵巢为女子的性腺，其主要功能为排卵及分泌女性激素，这两种功能分别称为卵巢的生殖功能和内分泌功能。

　　随着卵泡在激素的作用下发育成熟，卵泡不断向卵巢表面移行并向外突出。当卵泡接近卵巢表面时，该处表层细胞变薄，最后破裂，出现排卵。卵细胞的排出，不是一个驱逐过程，而是在大部分卵泡液流出之后，卵细胞才排出。排卵大多数发生在两次月经中间，一般在下次月经来潮前的14天左右，卵子可由两侧卵巢轮流排出，也可由一侧卵巢连续排出。卵子排出后，经输卵管伞端的捡拾、输卵管壁的蠕动以及输卵管内膜纤毛活动等协同作用下，进入输卵管，并循管腔向子宫侧运行。

　　排卵后，卵泡壁塌陷，卵泡膜血管壁破裂，血液流入腔内，凝成血块，称为血体。卵泡壁的破口很快由纤维蛋白封闭，留下的颗粒细胞变大，胞质内含黄色颗粒状的类脂质，称为颗粒黄体细胞，此时血体变成黄体。与此同时，由于颗粒细胞与卵泡内膜之间基底膜的去聚合作用，有利于卵泡膜的结缔组织和毛细血管伸入黄体中心，形成间隔，使黄体呈花瓣状，卵泡内膜细胞也伸入黄体皱襞之间，并呈相似的变化，称为卵泡膜黄体细胞。排卵后7～8天（也即月经周期第22天左右），黄体发育到最高峰，称为成熟黄体。其大小差异很大，直径一般为1～2厘米，程度不等地突出于卵巢表面，外观色黄。目前认为卵泡内膜细胞为排卵前雌激素的主要来源，排卵后，黄体细胞分泌孕激素及雌激素。

　　如卵子未受精，在排卵后9～10天黄体开始萎缩。一般黄体寿命为12～16天，平均14天。黄体衰退后，月经来潮，卵巢中又有新的卵泡发育，开始新的周期。

前一个周期的黄体需经过8～10周才能完成其退化的全过程，最后细胞被吸收，组织纤维化，外观色白，称为白体。

在性成熟期，除妊娠及哺乳外，卵巢经常不断地重复上述周期性变化。但在妇女一生中，能完成这样完整周期的最多只有400～500个卵泡，其余绝大多数均在发育过程的半途退化，成为闭锁卵泡。

第三章

了解悄悄找上乳房麻烦的
各种疾病

腋下或肩背疼痛不适也可能与乳房有关吗

您也许会问，腋下或肩背疼痛不适与乳房有什么关系呢？殊不知，一些良、恶性乳房疾病有时常常伴有腋下或肩背疼痛不适，有些甚至乳房尚无明显不适感，而仅仅表现为腋下或肩背疼痛不适。正是因为不知道这一点，所以许多患者总以为自己的腋下或肩背疼痛不适是肩周炎或其他问题，而没有想到可能是因乳房病变造成的，有些则因此而延误了检查治疗。

那么，为什么乳房病变会影响到腋下或肩背部呢？什么情况下乳房病变会造成腋下或肩背疼痛不适呢？在前文我们已经提到了乳房的血管供养、淋巴回流及神经分布，这些因素决定了乳房病变有时会牵及附近的肩背部及同侧腋窝。比如乳房部的急性感染性疾患，炎症可能会经淋巴管至同侧腋下淋巴结，导致淋巴结肿大、疼痛。乳腺的增生性疾患，由于腺体及间质的周期性充血、水肿等变化导致的疼痛会通过神经反射而达同侧胸胁及肩背部，故常可表现为乳房胀痛并向肩背部放射。乳房的恶性肿瘤，最初的转移往往就是经淋巴转移至同侧腋下，而且有时甚至乳房的原发肿瘤极小，临床尚不能触及乳房肿块时，腋下已发生淋巴转移，患者是在因腋下肿块为主诉就诊时发现患了乳腺癌的。所以，提醒我们的患者及专科医师，别忘记非乳房症状为主诉的情况下仍有患乳腺疾病的可能性。

绝经后又出现乳房疼痛可能是什么原因

绝经后由于体内雌性激素的大幅度减少，乳房作为雌性激素的靶器官，其随月经周期而出现的增生与复旧的周期性变化不复存在，从而进入了相对"平静"的时期。因此正常情况下，绝经一段时间以后的乳房由于缺乏雌性激素的刺激而逐渐萎缩，腺体逐渐退化，被脂肪组织所代替，表现为乳房体积变小、松软下垂、皮肤皱襞增加等，而且原有的乳房部良性病变造成的乳房肿块亦可随正常腺体的萎缩而有不同程度的缩小，周期性的乳房胀痛等症亦应随之消失。如果绝经以后

乳房好
女人才好

又出现乳房疼痛，打破了乳房应有的"平静"，可能有以下几种情况。首先，在绝经之前的更年期，由于内源性雌激素的分泌处于一种迅速减少的变化过程之中，乳腺组织对这种激素分泌的变化尚不能适应，乳腺各部位对激素减少的反应也不均一，可能会发生一些相应的变化，如局部的疼痛、结节或腺体增厚等。这种反应可在绝经后停止，也可在绝经后的相当一段时间仍存在。由于它只是一种某生理时期的特殊反应，因此无须害怕，只要遵医嘱定期检查，必要时服用一些治疗妇女更年期综合征的药物亦可收效。还有一种情况应特别引起注意，那就是在已绝经数年后又出现乳房疼痛，可能仅呈隐痛，乳房可触及肿块，也可无肿块触及而仅有腺体增厚感，此时常需警惕早期乳腺癌的可能，切不可大意。由于绝经后的老年妇女从年龄上已进入乳腺癌高发人群，所以要加强监控，发现绝经后乳房疼痛的患者，必须予以高度重视。

常见的乳房肿块

乳房肿块是乳房疾病中最主要的临床表现之一，也是患者就医最常见的主诉。许多乳房疾病都有乳房肿块，如乳腺增生病、乳房囊肿、乳腺纤维腺瘤、乳腺癌等。如何确定乳房肿块的性质，从而做出准确的诊断，是患者和临床医生共同关心的问题。全面了解病史、细致认真的体格检查及合理使用有关辅助检查是对乳房肿块的性质做出正确判断的关键。首先，对乳房肿块发现的时间及方式（因疼痛而发现还是体检时或无意间发现；妊娠哺乳期还是非妊娠哺乳期；是否发生在外伤后）、肿块的生长速度（缓慢生长还是迅速长大）、肿块的伴随症状（是否伴有疼痛、乳头溢液等局部症状及发热等全身症状），以及患者的年龄、婚育史及乳腺癌家族史等详尽的情况均应充分了解。在体格检查中，应对乳房肿块的位置（乳头、乳晕部还是其他部位）、形态（是否规整，边界是否清楚）、大小（是否巨大）、数目（单发还是多发）、质地（柔软还是坚硬）、表面光滑度（是否光滑）、活动度（是否活动，与周围皮肤及组织是否黏连）、腋窝淋巴结（有肿大或无）等进行认真检查。如果通过体格检查仍难以明确诊断，则应进行有关的辅助检查，如乳腺钼靶X线摄片、肿块细针穿刺细胞学检查等，必要时可行切除或切取活组织检查，以最终明确肿块的性质。

为何有些乳房肿块会时而大时而小

有些细心的患者也许会发现，自己的乳房肿块会时而大、时而小，肿块大了时会很恐慌，害怕自己是不是得了癌；而过几天肿块又小了，甚至摸不到了，便以为是肿块已经消失了。其实，这正是说明您所患的乳房肿块是由于乳腺的增生性改变造成的。乳腺组织在一个月经周期中会发生增生与复旧的变化，在这个周而复始的变化中，如果因内分泌的紊乱而影响了其自然变化过程，造成了增生过度而复旧不全，久而久之则导致乳腺增生病，临床上就表现为乳房肿块，伴有乳房疼痛等。由于乳房肿块也受内分泌激素的影响，因此在每一个月经周期中，肿块都会随着整个乳房的变化而改变，表现为经前期肿块较大、变硬，触痛明显，严重时甚至不可触碰；月经过后，肿块又有所缩小、变软，触痛也大为减轻。

另外，还需说明的是，有些患者的乳腺增生病或乳腺纤维腺瘤等良性乳房肿块，在妊娠期、哺乳期，由于体内雌性激素水平的骤然升高，可能会在较短的时间内突然增大，妊娠期、哺乳期过后，又会有所缩小。但需警惕良性乳房肿块恶变的可能。一般来讲，如果肿块呈急进性增长，甚至直径逾5～6厘米仍不停止生长，则应考虑予以手术切除。

不伴疼痛的乳房肿块不要紧吗

有些患者对乳房病的认识有一个误区，认为自己乳房上长一个"小疙瘩"，不疼不痒，不用去管它，只有觉得疼痛了才是生了病，其实这是错误的。与此相反，临床上，愈是不痛的乳房肿块，愈应予以重视。因为无痛性的乳房肿块恰恰是乳腺癌的特征之一。一般来讲，炎症性的乳房肿块，常常伴有较剧烈的乳房疼痛，肿块局部还伴有明显的红、肿、热、痛等炎症反应，肿块可化脓破溃，经抗炎治

乳房好
女人才好

疗加局部引流后，炎症消退，肿块可消失。增生性的乳房肿块，常常伴有经前期的乳房胀痛，月经过后疼痛可减轻，肿块亦可随之有所缩小，肿块常为多发性的，质地柔软或韧实，局部可有轻到中度的触痛，经药物对症治疗后可有不同程度的好转。乳腺癌的乳房肿块，较早期时通常无明显疼痛不适感，所以往往一经发现就已经很大，只有到晚期局部皮肤出现溃烂、浸润，才会出现疼痛，肿块常呈进行性增大，具有单发、质硬、活动度差等恶性肿块的特征。当然，乳腺纤维腺瘤的肿块也没有疼痛感，也常常于无意间发现，但纤维腺瘤通常易发于青年女性，而且呈多发性，肿块多为规则的圆形，质地韧实，边界清楚，活动度大，一般直径不超过3～4厘米，几乎从不发生皮肤的溃烂浸润，这些都是与恶性肿块的主要不同之处。

总之，无论您通过何种途径发现了不伴有疼痛的乳房肿块，应给予高度重视，请立即到专科医生处就诊，以期尽快明确诊断。

良、恶性乳房肿块的鉴别要点

如果发现乳房部有肿块，无论是对于患者，还是对于医生来讲，最重要的是有效地利用各种检查手段确定肿块的性质，进一步针对不同的肿块性质决定相应的治疗方案。

检测项目	良性	恶性
肿块生长速度	缓慢	迅速
肿块形态	规则，边界清楚	不规则，边界不清
肿块大小	长到一定程度即停止生长	可长到巨大
肿块数目	单发或多发	单发，鲜有多发者
肿块质地	软或中等	硬度或韧实硬
肿块表面光滑度	光滑	不光滑

检测项目	良性	恶性
肿块活动度	活动度大	活动度差，常发生黏连
区域淋巴结	无肿大	可肿大
肿块破溃坏死	无	晚期可出现

　　以上表格是指非常典型的良、恶性乳房肿块的鉴别。然而，临床上会出现各种各样的情形，一些不典型的肿块也是很常见的。因此要避免用僵化的眼光来判断肿块的性质，应结合其病史及其他伴随症状来分析判断。比如浆细胞性乳腺炎的肿块以及积乳囊肿的肿块，临床上均可见到肿块生长迅速，肿块较大等特征，有时因继发感染而乳房部皮肤表面亦有粘连的表现，类似橘皮征，因而酷似乳腺癌的肿块。在这种情形下，就需要我们仔细辨识了。此时应结合其病史及特有的体征，如浆细胞性乳腺炎的乳头先天性凹陷史及乳头溢液史、积乳囊肿的哺乳史及肿块囊性感的体征，进一步利用一些辅助检查，则不难与乳腺癌相鉴别。此外，目前强调乳腺癌的早期诊断，一些恶性肿块特征尚不十分明显的肿块，亦不可轻易放过，如绝经期后的乳腺腺体增厚，虽然还不能真正称其为肿块，却也有早期癌的可能。

常见的乳头溢液有哪几种

　　一般来讲，如果为双侧乳头溢液，则可能是生理性或全身性病变，如新生儿刚出生时，从母体血中带来的雌激素水平较高，在出生后的1～2周内可以有少量的乳汁分泌；成年人由于下丘脑垂体病变导致的溢乳-闭经综合征等。如果为单侧乳头溢液，则可能是病理性改变，并多为局部病变，如乳腺导管良性病变及乳腺癌等。如果为多孔溢液，可见于生理性的，亦可见于病变范围较大者，如乳腺导管扩张综合征、乳腺增生病等。如果为单孔溢液，可见于某一支导管的病变如导管内乳头状瘤、导管内乳头状癌等。如果溢液为自行溢出，则通常说明导管内积存的液体较多，仍在不断分泌，以范围较大的病理性溢液可能性大。如果溢液为挤压而出，则说明导管内积存的液体较少，而挤压某部位后溢液常可提示该部位可能为病变所在。

仔细观察、辨识乳头溢液的性状，对于寻找溢液的原因意义重大。一般来讲，乳汁样溢液常表现为非哺乳期双侧多孔自行溢出，其色泽和性状犹如脱脂乳汁，多为下丘脑功能紊乱，血中催乳素水平异常升高引起；浆液性溢液常为挤压而出，少数亦可为自行溢出，经常将衣服染湿，可发为单侧或双侧，溢液呈稀薄透明微黄色或棕褐色或呈粘稠状，多为良性乳腺病引起，如乳腺增生病、乳腺导管扩张综合征及导管内乳头状瘤等，少数浆液性溢液可因乳腺癌引起。水样溢液常为单侧发病，溢液呈稀薄无色如清水样，常因肿瘤而引起，有学者指出，约有50%左右的水样溢液可能为癌。脓性溢液常发为单侧，自行溢出或挤压而出，多呈绿色或乳黄色，浓稠，脓样，可带血液，多见于炎性乳房疾病，如乳腺导管扩张综合征。血性溢液常发为单侧，自行溢出或挤压而出，溢液呈鲜红、淡红、浅褐色或咖啡色，多为导管内乳头状瘤引起，亦可见于乳腺癌、乳腺增生病或乳腺导管扩张综合征。由于恶性病变更易引起血性溢液，故临床对于血性溢液患者更应警惕恶性病变的可能。

此外，还需分清乳头溢液是真性溢液还是假性溢液。真性溢液是指由乳腺导管经乳头开口处排出的；假性溢液通常是指那些由于乳头表浅糜烂或因乳腺导管瘘继发感染而引起的乳头部的炎性渗液。我们这里所说的乳头溢液一般是指真性乳头溢液。

总之，如果出现了乳头溢液，无论是何种方式、何种性状的溢液，均应引起重视，因为非哺乳期的乳头溢液绝大多数是各种乳房疾病的表现。特别要说明的是，如果男性患者发生乳头溢液，则以乳房恶性肿瘤的可能性为大，更不可轻视。

乳头血性溢液一定是癌吗

患者及专科医生对乳头血性溢液一般都比较重视，认为乳头血性溢液中乳腺癌较为多见，这是对的，但是也不必见到血性溢液就恐慌，认为一定是得了癌。乳腺癌以乳头血性溢液为唯一症状者并不多见，常同时有乳房肿块存在。

乳头血性溢液可见于以下几种情况：乳管内乳头状瘤，特别是位于乳房中心部位的、较大导管内的乳头状瘤，如果其增长速度较快，乳头分枝较多且质地较脆者，常容易发生出血；乳腺癌发生在大导管内的乳头状癌或浸润性癌，在病变先露部有毛细血管扩张和出血变化，则可有血性溢液；少数乳腺增生病、乳腺导管扩张综合征及乳房部的炎症亦可引起血性溢液。

因此，不要将所有的血性溢液都视为癌症，需经过全面的检查之后，方可做出最后诊断。乳导管造影、溢液涂片细胞学检查可为诊断提供必要的诊断依据。

乳头及乳晕部瘙痒皮疹也可能是癌的征兆吗

有些患者乳房部可能还没有发现明确肿块，仅仅是乳头及乳晕部瘙痒、皮疹，看起来像湿疹一样，其实这也可能是患了一种特殊的癌，即Paget's病，也就是湿疹样乳腺癌。所以，不要忽略了这个小小的皮肤上的变化。

当然，乳头乳晕部的湿疹样改变，不一定都是癌，其中有些就是单纯的湿疹。那么，什么样的情况应引起特别警惕呢？一般来讲，如果单侧的乳头乳晕部发生湿疹样改变，且经久不愈者，则湿疹样癌的可能性大。其主要表现为初期乳头奇痒或轻度灼痛，继之乳头乳晕的皮肤发红，出现轻度糜烂，表面常有黄褐色或灰色的鳞屑状痂皮附着，病变区域皮肤粗糙，增厚而坚硬，与周围分界清楚，以后还可发生患侧乳头凹陷或糜烂腐蚀，或于乳房内可触及质硬之肿块。

在湿疹样乳腺癌的较早期，即病变仅仅局限于乳头乳晕部，乳房内尚未触及肿块时行患侧乳房单纯切除，则治疗效果尚好；而若是待乳房内肿块已经形成，则预后就较差了，必须行乳腺癌根治术。因此，在病变尚处于乳头乳晕的湿疹样改变的初期，即予以及时诊断治疗，是获得较好预后的关键。临床对经治疗两周以上无效的乳头乳晕部的皮肤损害应考虑做活检，以明确诊断。

乳房好
女人才好

乳房红肿热痛是由什么引起的

红、肿、热、痛是炎症典型的临床表现，如果乳房部出现了红、肿、热、痛，则很大可能是患了乳房的炎症性疾病，如急性乳腺炎、乳腺导管扩张综合征等。此外，还需警惕炎性乳腺癌的可能。

急性乳腺炎是乳房最常见的急性化脓性感染性疾病，常发生于哺乳期，发病前常有乳头皲裂或乳汁淤积史，乳房部红肿热痛，疼痛剧烈，多伴有明显的发热等全身症状，成脓后可自行溃破或切开排脓，脓出则红、肿、热、痛消退。乳腺导管扩张综合征又称浆细胞性乳腺炎，发生于非哺乳期，发病前常有乳头溢液史，乳房部肿块，继之局部红、肿、热、痛，其疼痛往往不十分剧烈，且全身症状不明显，后期肿块软化，形成脓肿，破溃后常形成瘘管，创口久不收敛或反复破溃。炎性乳腺癌多发生于妊娠哺乳期，起病急骤，病情进展迅速，患侧乳房红、肿、热、痛，并于短时间内累及整个乳房，易侵犯腋窝淋巴结及对侧乳房，一般无明显全身症状，抗炎治疗无效，一般不发生皮肤溃破，预后凶险。

急性乳腺炎在刚刚出现红、肿、热、痛时，及早有效的治疗可以使炎症得以消散，免去患者的化脓、开刀之苦，缩短病程。因此，出现了乳房的红、肿、热、痛要及早就医。

乳房窦道和瘘管是如何形成的

乳房窦道是指乳腺组织与体表相通的病理性管道，多为乳房炎症的后遗症，临床以创口久不收敛、反复溃破为特征。中医称之为"乳漏"。

发生在乳房部的窦道常有以下几种原因：① 哺乳期乳房急性化脓性炎症或其他急性乳房感染性疾病后，手术切开时损伤乳管或引流不畅。② 因外伤而损伤乳管。③ 乳房外伤或手术后存留于乳房内的异物继发感染。④ 乳房结核形成寒性脓肿，自行破溃或切开后，损伤乳管或引流不畅。发病前常有明确的感染史、外伤史或结核病史，经相应的内治与外治，包括病因治疗及局部处理，可望愈合。

发生在乳晕部的窦道多因乳腺导管扩张综合征而引起。发病前常有乳头先天性凹陷史及乳头溢液史，继之迅速在乳房内出现肿块，肿块形成脓肿，破溃后流出粉刺样物或油脂样物，常形成通向输乳孔的瘘管，创口久不收敛，并反复溃破，病程迁延，可长达数月或数年，虽经治疗，仍可反复发作，不易根治。

我们这里说的乳房窦道和瘘管应注意与晚期乳腺癌造成的皮肤溃疡相鉴别。后者常为巨大坚硬的肿块破溃，于破溃处渗血或出血，结合临床表现、病史及有关检查不难做出判断。

为何会出现一侧乳头抬高或回缩

通过自我检查或在专科医生处检查时发现新近出现的一侧乳头抬高或回缩，应该引起高度重视，因为单侧的乳头抬高或回缩通常是恶性病变造成的。

当乳腺癌病灶侵犯到乳头或乳晕下区时，乳腺的纤维组织和导管系统可因肿瘤侵犯而缩短，牵拉乳头，使乳头偏向、回缩或凹陷。有时，因乳房内纤维组织的挛缩，使整个乳房抬高，两侧乳头则不在同一水平线上。当上述体征不明显时，可做弯腰试验，即嘱患者上身前倾，两臂向前伸直，使乳房下垂，则可见到患侧乳头由于纤维组织牵拉而抬高。

如果肿瘤病灶位于乳头深面或距乳头较近时，较早期即可出现乳头回缩；而如果肿瘤位于乳腺的边缘区域或位于深部乳腺组织内，因癌瘤侵犯大乳管，使大导管出现硬化、挛缩，从而引起乳头出现抬高、回缩，甚至固定，说明乳腺癌已至较晚期。

乳房皮肤出现小"酒窝"或"橘皮"样变时意味着什么

乳房部皮肤有时会出现一个小凹陷，就像一个小酒窝一样，我们称之为"酒窝征"。有时乳房部皮肤还出现许多小点状凹陷，就像橘子皮一样，我们称之为"橘皮征"。那么，"酒窝征"与"橘皮征"是怎样出现的呢？这种皮肤改变意味着

什么呢？

前文我们已经讲过，乳腺位于皮下浅筋膜的浅层与深层之间。浅筋膜伸向乳腺组织内形成条索状的小叶间隔，一端连于胸肌筋膜，另一端连于皮肤，将乳腺腺体固定在胸部的皮下组织之中。这些起支持作用和固定乳房位置的纤维结缔组织称为乳房悬韧带。当乳腺癌侵犯乳房悬韧带时会使该韧带缩短而牵拉皮肤，使皮肤下陷，出现"酒窝征"。"酒窝征"虽然也是肿瘤侵犯皮肤的结果，但并非都是乳腺癌晚期的表现，如发生在末端导管和腺泡上皮的乳腺癌，与皮肤较近，较易出现这种现象，可为乳腺癌较早期的临床表现之一。当肿瘤较小时，引起极轻度的皮肤粘连，由于十分轻微而常常被忽略，此时需在良好的光照下，用手轻轻托起整个乳房，使乳房皮肤的张力有所增加，并可轻轻移动乳房肿块，在病灶的上方即可见到轻微的皮肤皱缩、牵拉引起的微小凹陷。这种早期乳房部出现的轻微皮肤粘连，常常是鉴别乳腺良、恶性肿块的重要依据之一。

当乳房皮下的淋巴管被癌细胞堵塞，或位于乳腺中央区的肿瘤浸润而引起乳房浅淋巴液回流障碍时，皮肤的真皮层会出现水肿，由于皮肤在毛囊处与皮下组织紧密连结，毛囊处会出现多个点状凹陷，毛孔清晰，使皮肤出现橘皮样外观，即"橘皮征"。出现了乳房部皮肤淋巴水肿形成的"橘皮征"，是比较典型的乳腺癌晚期的表现，说明乳腺癌的癌组织已呈浸润性生长。一般情况下，此时肿块已经很大，"橘皮征"亦非常明显，已不难凭此做出诊断。

何时去看医生最合适

也许您会问，去医生那里看病就是了，还要分什么时间吗？是的。由于乳房病具有一些特殊性，所以应该选择最佳就诊时间去医生那里看病。对于绝经期以前的女性，因为在一个月经周期的不同时相中，受各种相关内分泌激素的影响，乳腺会发生一些生理性的增生与复旧的变化，造成乳腺组织处于不同程度的充血、水肿，继而消退的动态变化之中，这些变化可能会对检查真正的乳房肿块的位置、大小、性状等造成一定的干扰，从而影响乳房肿块性质的判断。一般认为，在月经来潮的第10天左右是检查乳房的最佳时机。因为此时雌激素对乳腺的影响最小，乳腺处于相对静止状态，乳腺的病变或异常最易被发现。对于绝经期以后的女性，由于已不再有月经，故可选择自己和医生都方便的时间来就诊即可。另外，应提醒您注意的是，在乳房自我检查或普查中，或在做其他检查时无意中发现了乳房病变，均应及早就诊，不要因为工作忙等而忽略了看病。还要注意在看过一次病以后，一定要遵医嘱继续复诊，包括坚持治疗及定期复查。有些患者在良性乳腺病临床缓解后，很长时间不再做定期复查，以至于若干时间后原有的良性病变发生了恶变，失去了在恶变发生之前予以监控及采取必要防范措施的时机。还有些肿瘤患者，在术后不能坚持到医院做定期复查及必要的放、化疗等，有时肿瘤已出现复发或转移，患者都未必知道。由此可见，尽早就诊应成为一个重要的原则，而选择最佳就诊时间是提高体格检查诊断正确率的重要手段。

乳房病病史的特殊性

如果您是一名乳房病患者，在去看专科医生时，病史叙述是否准确、完整，将对医生的诊断产生一定的影响。对于一个临床医生而言，认真、全面、客观地查询病史，对乳腺疾病的诊断与鉴别诊断具有十分重要的意义，特别要有意识地重点采集乳房病相关病史，才能最终做出正确的诊断，不致遗漏一些重要的信息。

由于乳房病患者主要为女性，所以除了一般病史之外，还有其特殊性，如患者的发病年龄及其他发病情况，月经、婚育及哺乳史、乳房病家族史、既往乳房病及其他相关疾病史及其治疗用药经过等，这些病史均应重点采集。

（1）发病年龄及其他发病情况：由于乳房的发育在各个不同生理时期有其特点，所以乳房病发病也与各年龄段密切相关，如8岁以前出现的乳房肿块多为性早熟性乳房发育症；青春期出现的乳房肿块多为乳腺纤维腺瘤；急性乳腺炎易发于妊娠哺乳期；乳腺增生病易发于中青年女性；乳腺癌的高发年龄则为45～55岁。低于25岁的女性极少患乳腺癌，绝经后女性出现乳房不适、乳房肿块、乳头血性或水样溢液则应高度疑为乳腺癌。因乳房周期性疼痛而发现乳房肿块后就诊者多

乳房好
女人才好

为乳腺增生病；无症状而于无意间自己发现或体检发现的肿块则以乳房良性或恶性肿瘤可能性大。男子出现乳头溢液则有较大的可能性为乳腺癌。

（2）月经、婚育及哺乳史：应了解月经初潮年龄、平时月经情况、绝经年龄及月经周期中乳房有何变化；了解是否已婚、结婚年龄及婚姻状况；了解有否生育史、有否人工流产及自然流产史、初次妊娠年龄、妊娠次数、生育次数等；了解有否哺乳史、哺乳时间、乳汁分泌情况、哺乳期内是否患过急慢性乳腺炎、曾用何种回乳措施等；了解口服避孕药应用的种类、时间及反应等。一般来讲，月经初潮早、绝经晚，独身或结婚迟、婚姻维持时间短，35岁以上未育或35岁以上生育第一胎、初产前早期流产等因素常会增加患乳腺癌的危险性。哺乳对乳腺有明确的保护作用，而口服避孕药是否会增加乳腺癌危险性尚有争议。以上因素有助于临床做出正确诊断。

（3）乳房病家族史：了解母系亲属中有否乳房疾病史，特别是乳腺癌家族史对诊断很有意义。所谓母系亲属即指母亲及姐妹，如果有母系乳腺癌家族史，则患乳腺癌的危险性显著升高，尤其是家族成员发生乳腺癌较早或患双侧乳腺癌者，则家族倾向更为明显。

（4）既往乳房疾病史及其他相关疾病史：了解以往是否曾患良、恶性乳房疾病，曾接受何种治疗；了解其他相关疾病史，如生殖系肿瘤史、甲状腺或其他内分泌疾病史等。一般来讲，既往良性乳腺疾病史、乳房疾病手术史及一侧乳腺癌病史者，患乳腺癌的危险性明显增加。因某种原因摄入外源性雌激素会增加患乳腺癌的相对危险性。垂体肿瘤可能导致溢乳-闭经综合征的发生。肝脏疾病及肾上腺疾病等可引起男性乳房发育症。因此，了解这些病史对诊断很有意义。

何种情况下应定期进行 X 线检查

定期进行乳腺X线检查的目的主要是早期发现乳腺癌。美国"国立癌症研究院"及其他医疗联盟建议：每位年龄在35～40岁之间的妇女要做一次乳房X线摄影，可与未来做的乳房摄影对照，以比较其中的变化，通常称作基准的乳房摄影。

40～49岁的妇女每隔一年要做一次，50岁以上则需每年检查一次。根据我国乳腺癌的实际发病情况，结合我国的国情，乳腺癌的普查仍以临床检查及热图像检查为主，但为了不致遗漏早期病例，当遇到以下情况时，要考虑进行定期乳腺X线检查。

（1）35岁以上有母系（母亲、姐妹等）乳腺癌家族史者。

（2）高龄（35岁以上）初产或从未生育的妇女。

（3）曾患乳腺良性病变（如良性肿瘤、乳腺增生病等）的妇女。

（4）曾患对侧乳腺癌的患者。

（5）临床或热图检查怀疑有病变者。

（6）绝经期较晚（>55岁）的妇女。

（7）乳房较大，临床触诊不满意者。

由于X线检查毕竟有一定的放射损伤，故乳腺的定期X线检查不宜过于频繁，其间隔时间一般情况下以1～2年左右为宜。

为何乳腺病有时也需做血中激素水平测定

乳腺是内分泌腺的靶器官，其生理功能受到下丘脑-垂体-卵巢轴的综合调控。当各种因素造成体内的激素分泌与代谢失常、激素之间的比率失衡时，都可以成为乳腺病的重要原因。如一般认为，乳腺增生病的发生与激素失调关系密切，表现在月经周期的黄体期孕激素缺乏，雌激素相对或绝对增高，刺激乳腺组织所致。另有研究表明，乳腺增生病的激素失调不仅表现为卵巢激素的异常，而且垂体激素及雄激素也存在异常；不仅是激素分泌量的改变，而且激素分泌的节律也发生了改变。这些研究对于探讨乳腺增生病的内分泌失调规律，更好地治疗乳腺增生病具有重要意义。激素在乳腺癌发病中也占有重要地位。一般认为，雌激素特别是其中的雌酮（E1）、雌二醇（E2）与乳腺癌的发生有密切关系。任何因素增加了乳腺上皮暴露于雌激素的时间和频度，其发生癌变的机会也随之增加。另外，近年来的研究表明，血中催乳素水平升高也是使乳腺癌危险性增加的重要原因之一。因此，检测乳腺癌患者血中的激素水平，可以了解患者内分泌激素的状态，

乳房好
女人才好

探讨乳腺癌激素失调的规律，而且对于乳腺癌患者的综合治疗还具有一定的指导意义。

由于激素的分泌与释放以及多种激素之间的平衡是一个动态的、复杂的系统，受许多因素的影响，所以，目前各种激素在乳腺疾病的发病过程中有何作用、作用方式及影响程度，都还没有非常确切的认识。从这个意义上讲，对乳腺疾病患者进行血中激素水平的测试，可以了解患者机体的内分泌状态，并从中探讨乳腺疾病激素失调的规律，对于阐释激素失调作为病因之一，在乳腺疾病发病中的地位意义重大。

检查血中肿瘤标记物能诊断乳腺癌吗

肿瘤标记物即肿瘤标志，指肿瘤组织产生的可以反映肿瘤自身存在的化学物质或与肿瘤存在密切相关的物质。肿瘤标记物在肿瘤学诊断中的重要性已为人们普遍认识，也是近年来肿瘤学家们所热衷研究的课题。肿瘤标记物的检测不仅在肿瘤诊断、转移、疗效评价及判断预后等方面都具有重要意义，而且对肿瘤标记物的连续动态监测还有助于良、恶性病变的鉴别，对于癌前病变的监控也具有重要意义。

理想的肿瘤标记物应该具备以下条件：① 高度特异性，主要作用于特定肿瘤。② 高度敏感性，即使微小肿瘤亦可显示血中标记物的量变。③ 肿瘤细胞的减少与死亡直接影响血中标记物的含量。④ 方法简便，其效果可以重复。

可以应用于乳腺癌的标记物有10大类、20余种。较常用的血中标记物有癌胚抗原（CEA）、铁蛋白、人绒毛膜促性腺激素（HCG）、降钙素、CA15-3等。

目前，尚未发现一种具备高度敏感性及特异性的可作为乳腺癌早期诊断的标记物，因此，检查血中肿瘤标记物可能对乳腺癌的诊断有所帮助，但尚不能作为诊断的依据，临床应正确使用并正确看待肿瘤标记物检测结果。尽管如此，积极寻找对乳腺癌特别是早期乳腺癌具有高度敏感性和特异性的标记物，已成为今后乳腺癌研究的一个重要方向。

急性乳腺炎的临床表现

急性乳腺炎是乳腺的急性化脓性病症，一般为金黄色葡萄球菌感染所致。多见于初产妇的哺乳期。细菌可自乳头破损或皲裂处侵入，亦可直接侵入乳管，进而扩散至乳腺实质。一般来讲，急性乳腺炎病程较短，预后良好，但若治疗不当，也会使病程迁延，甚至可并发全身性化脓性感染。急性乳腺炎中医称之为"乳痈"。

急性乳腺炎在开始时患侧乳房胀满、疼痛，哺乳时尤甚，乳汁分泌不畅，乳房结块或有或无，全身症状可不明显，或伴有全身不适，食欲欠佳，胸闷烦躁等。然后，局部乳房变硬，肿块逐渐增大，此时可伴有明显的全身症状，如高烧、寒战、全身无力、大便干燥等。常可在4～5日内形成脓肿，出现乳房搏动性疼痛，局部皮肤红肿，透亮。成脓时肿块中央变软，按之有波动感。若为乳房深部脓肿，可出现全乳房肿胀、疼痛，高热，但局部皮肤红肿及波动不明显，需经穿刺方可明确诊断。有时脓肿可有数个，或先后不同时期形成，可穿破皮肤，或穿入乳管，使脓液从乳头溢出。破溃出脓后，脓液引流通畅，可肿消痛减而愈。若治疗不当，失时失当，脓肿就有可能穿破胸大肌筋膜前疏松结缔组织，形成乳房后脓肿；或乳汁自创口处溢出而形成乳漏；严重者可发生脓毒败血症。急性乳腺炎常伴有患侧腋窝淋巴结肿大，有触痛；白细胞总数和中性粒细胞数增加。

乳房结核的临床表现

乳房结核在乳房疾病中不很常见，其发病率仅占乳房疾病的1%～2%左右。原发性乳房结核极为少见，继发性者多为结核杆菌经血行传播的结果，因此，常可发现身体其他部位的结核灶，如肺结核或肠系膜淋巴结结核等。乳房结核中医称之为"乳痨"，多由素体肺肾阴虚而致，或先患肺痨、而后继发乳痨。

乳房结核的易发年龄为20～40岁。其病程较长，发展缓慢，很少有结核病的全身症状，主要临床表现为乳房肿块，多位于乳房外上象限，以一侧多见，双侧

乳房好
女人才好

者较为少见。初起时多为孤立结节，逐渐形成一个至数个肿块，触痛不明显，与周围组织边界不清，易与皮肤发生粘连。经数月后肿块逐渐软化，出现寒性脓肿，溃破后可发生慢性溃疡，或形成一个或多个窦道，长期不愈。其脓液特点为含豆腐渣样物质的稀薄脓液。有些硬化型乳房结核，其病灶区纤维组织过度增生，因此，肿块较硬，皮肤也出现纤维化，皮下韧带收缩而导致乳头内陷和乳房严重变形，此时乳房结核易与乳腺癌相混淆。多数乳房结核患者的同侧腋下淋巴结也有肿大。

乳房结核的诊断要点

乳房结核的诊断要点为以下几点。

（1）发病以20～40岁的育龄妇女为多见。病程长而进展缓慢，反复不愈。

（2）往往有身体其他部位的结核病史，如肺结核、肠系膜淋巴结结核等。

（3）局部表现为乳房单个或数个边界不清的肿块，易与皮肤黏连。肿块形成寒性脓疡后，可破溃排出含有干酪样坏死物的稀薄脓液，并易形成结核性瘘管或窦道，皮肤暗红，边缘皮肤潜行。常有患侧腋下淋巴结肿大。

（4）全身症状常不明显，或可见到午后低热、盗汗、颧红、消瘦、乏力等结核中毒症状。

（5）外周血白细胞常无明显升高，活动期血沉加速，胸片可见到肺部结核灶。

（6）乳房X线钼靶摄片可见到结节型、硬化型及弥漫型三种类型的表现，常易与乳腺癌相混淆。由于乳房结核偶可与乳腺癌并存，故在X线片上发现有可疑征象时，应行病理检查，以明确诊断，避免失治、误治。

（7）肿块若为囊性，可行诊断性穿刺，穿刺物或肿块破溃后排出的脓液涂片镜检抗酸染色可查出结核杆菌；乳头溢液涂片亦有可能发现结核杆菌。

（8）抗结核治疗有效。

何谓乳腺增生病

乳腺增生病既非肿瘤，亦非炎症，而是乳腺导管和小叶在结构上的退行性和进行性变化。关于乳腺增生病的命名，由于国内外许多学者根据病变特征及病理变化采用了不同的病名，所以其命名颇为混乱，如慢性纤维囊性乳腺病、乳腺良性上皮增生病、乳腺小叶增生症、乳痛症、乳腺腺病、乳腺结构不良症等。以上这些病名反映了本病病理变化的不同方面和不同程度，但其基本病理变化均为乳腺上皮细胞数目不正常及非生理性增加。为了避免这种命名上的混乱，使病名趋于一致，1978年全国肿瘤防治研究办公室将其定名为"乳腺增生病"。

乳腺增生病是最常见的乳房疾病，其发病率占乳腺疾病的首位。有报道认为，在城市妇女中，每20人就有1人可能在绝经前发现此病。乳腺增生病可发生于青春期后任何年龄的女性，以30～50岁的中青年妇女最为常见。其主要临床特征为乳房肿块和乳房疼痛，一般常于月经前期加重，行经后减轻。由于乳腺增生病重的一小部分以后有发展成为乳腺癌，所以有人认为乳腺增生病为乳腺癌的"癌前病变"。

乳腺增生病属于中医的"乳癖"范畴。有关该病的描述最早见于《中藏经》，以后历代医家多有论述，对其病因病机、临床表现及治疗均有详尽的阐述。"乳癖"是形容气机不畅，在乳房部出现胀满疼痛，症情时缓时剧，疼痛时轻时重等特点。《疡科心得集》中是这样描述的："有乳中结核，形如丸卵，不疼痛，不发寒热，皮色不变，其核随喜怒而消长，此名乳癖……"既描述了肿块的特点，又指出了乳腺增生病与情志变化的关系。关于中医是怎样对乳癖辨证论治的，我们将在后面的问题中介绍。

乳腺增生病是如何引起的

乳腺增生病的发病原因主要是由于内分泌激素失调所致，这一点已得到了学术界的共识。但是究竟是哪些激素在什么样的环境下发生了怎样的失调，尚无统

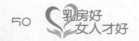

一而明确的认识。

比较典型的病因学说是，雌激素与孕激素平衡失调，表现为黄体期孕激素分泌减少，雌激素量相对增多，致使雌激素长期刺激乳腺组织，而缺乏孕激素的节制与保护作用，乳腺导管和小叶在周而复始的月经周期中，增生过度而复旧不全，从而导致乳腺增生病的发生。近年来，许多学者认为，催乳素升高也是引起乳腺增生病的一个重要因素。此外，有研究表明，激素受体在乳腺增生病的发病过程中也起着重要作用。

那么究竟是何种原因导致的内分泌激素紊乱呢？一般认为，神经、免疫及微量元素等多种因素均可造成机体各种内分泌激素的失衡。人生存的外部环境、工作及生活条件、人际关系、各种压力造成的神经精神因素等均可使人体的内环境发生改变，从而影响内分泌系统的功能，进而使某一种或几种激素的分泌出现异常。比如，在长期的紧张焦虑状态下，神经传递介质环境改变，发生雌激素/多巴胺不协调，则导致PRL分泌增加，而可能引起或加重乳腺增生病。

中医认为肝肾两经与乳房关系最密切，其次是冲任两脉。肝郁气滞、情志内伤在乳癖的发病过程中有重要影响。平素情志抑郁，气滞不舒，气血周流失度，蕴结于乳房胃络，乳络经脉阻塞不通，不通则痛而引起乳房疼痛；肝气横逆犯胃，脾失健运，痰浊内生，气滞血瘀挟痰结聚为核，循经留聚乳中，故乳中结块。肝肾不足，冲任失调也是引起乳癖的重要原因。肾为五脏之本，肾气化生天癸，天癸激发冲任，冲任下起胞宫，上连乳房，冲任之气血，上行为乳，下行为经。若肾气不足，冲任失调，气血滞，积瘀聚于乳房、胞宫，或乳房疼痛而结块，或月事紊乱失调。

乳腺增生病的临床表现

乳房疼痛和肿块为本病主要的临床表现。

（1）乳房疼痛：常为胀痛或刺痛，可累及一侧或两侧乳房，以一侧偏重多见，疼痛严重者不可触碰，甚至影响日常生活及工作。疼痛以乳房肿块处为主，亦可向患侧腋窝、胸胁或肩背部放射；有些则表现为乳头疼痛或痒。乳房疼痛常于月经前数天出现或加重，行经后疼痛明显减轻或消失；疼痛亦可随情绪变化而波动。这种与月经周期及情绪变化有关的疼痛是乳腺增生病临床表现的主要特点。

（2）乳房肿块：肿块可发于单侧或双侧乳房内，单个或多个，好发于乳房外上象限，亦可见于其他象限。肿块形状有片块状、结节状、条索状、颗粒状等，其中以片块状为多见。肿块边界不明显，质地中等或稍硬韧，活动好，与周围组织无黏连，常有触痛。肿块大小不一，小者如粟粒般大，大者可逾3～4厘米。乳房肿块也有随月经周期而变化，月经前肿块增大变硬，月经来潮后肿块缩小、变软。

（3）乳头溢液：少数患者可出现乳头溢液，为自发溢液，草黄色或棕色浆液性溢液。

（4）月经失调：本病患者可兼见月经前后不定期，量少或色淡，可伴痛经。

（5）情志改变：患者常感情志不畅或心烦易怒，每遇生气、精神紧张或劳累后加重。

什么是乳腺导管或小叶的非典型增生

非典型增生是一个病理学上的概念。一般认为，从正常细胞发展到肿瘤细胞，都要经历一个这样的过程，即：正常——增生——非典型增生——原位癌——浸润癌，而非典型增生则是从良性改变到恶性改变的中间站，是由量变到质变的关键点，因此，将非典型增生称之为"癌前病变"。有资料表明，乳腺小叶或导管上皮的非典型增生患者罹患乳腺癌的机会是正常女性的5～18倍。但是，这并不意味着非典型增生就一定会发展成癌。如果对非典型增生患者进行积极的治疗与监控，其中的许多会停止发展，也有可能会发生逆转而恢复正常。所以，对非典型增生这一重要的病理阶段应给予足够的重视。

非典型增生的组织学特征是在上皮细胞高度增生的基础上，导管或腺泡上皮增生继续发展而形成乳头状、实性、筛状或腺型结构，且导管变粗，管腔扩大，

乳房好
女人才好

细胞呈现一定的异型性，体积增大，细胞极性有不同程度的紊乱或消失，细胞的双层结构不明显。

非典型增生的程度可分为轻、中、重度，或称为Ⅰ、Ⅱ、Ⅲ级。随着程度的加重，细胞极性的破坏及异型性也相应增加，其癌变的概率也随之增高，至重度非典型增生时（即Ⅲ级非典型增生），已与原位癌非常接近。

乳腺的非典型增生，可分为"异型导管增生（ALA）"或"异型小叶增生（ALB）"。前者指起源于末梢导管，包括小叶内、外末梢导管以及小叶内末梢导管连接处的异型增生；而后者是指来源于小叶内末梢导管以下最小末梢盲管腺泡的异型增生。无论是异型导管还是异型小叶，均与乳腺癌关系密切，是乳腺增生病的一种特殊类型，是公认的癌前病变。

目前，不经过活检尚无法从普通的乳腺增生病患者中发现具有非典型增生的病例，因为通过临床体检及除病理之外的辅助检查，只能提供肿块影像学的证据，但没法提供组织学证据。通过免疫组化等方法研究乳腺非典型增生的生物学行为，可能为乳腺癌癌前病变的研究提供一些帮助。

乳腺增生病与乳腺癌的关系

乳腺增生病与乳腺癌之间有无关系、何种关系、关系的密切程度，一直存在着争议。就大多数的研究结果来看，患有乳腺增生病的妇女，以后发生乳腺癌的危险性较正常人群要大，特别是有乳腺癌家族史则更是大大增加了这种危险性。因此，可以说乳腺增生病与乳腺癌之间存在着确切的联系。

（1）共同的流行病学特征：乳腺增生病与乳腺癌在流行病学上有许多共同的特征，两者发病的危险因素相同之处多于不同之处，如月经初潮早、绝经迟、首胎年龄大、胎次少、受教育程度高等。说明两者之间确实存在着一些内在的联系。

（2）中医病因、病机的联系：中医认为，乳腺增生病（乳癖）与乳腺癌（乳岩）的病因、病机具有相同的部分，如冲任不调，肝气郁结，气滞血瘀痰凝，经络气血阻塞，结于乳房而成肿块等，只是两者有程度上的不同。《外科真诠》指出，"乳癖，年少气盛，患一二载者，可消散；若老年气衰，患经数载者不治。宜节饮食，息恼怒，庶免乳腺癌之变"。因此，从中医防病、治病的角度讲，患有乳癖者应积极治疗，调整机体的气血阴阳，防止疾病进一步发展而成乳岩。

（3）临床联系：乳腺增生病与乳腺癌在临床方面的联系首先表现为两者在发病上的联系，如一部分乳腺癌患者以往曾患有乳腺增生病，这可能说明乳腺癌由乳腺增生病恶变而来；亦可能是同一患者先患有乳腺增生病，随着年龄的增长以后又患了乳腺癌。两者在临床表现上也具有一定程度的联系，如均可表现为乳房肿块或腺体增厚，乳头溢液等。有研究发现，乳腺增生病中的乳房肿块较大者及双侧乳房发病者患乳腺癌的危险性增加。由于乳腺增生病与乳腺癌的临床症状体征在某些不典型的病例中，表现极其相似，可能会难以鉴别，因此，需要临床医生细心诊断，避免发生误诊。如果将乳腺癌误诊为乳腺增生病，则会使很多乳腺癌患者贻误早期治疗的时机而影响预后；如果将乳腺增生病误作乳腺癌予以切除，则使患者遭受不必要的手术创伤。

（4）病理上的联系：研究表明，乳腺增生病与乳腺癌在组织学上有一定的联系。其中，上皮增生特别是导管和小叶的非典型增生，是乳腺组织的正常上皮发展到癌的一个必经之路，因此两者之间在组织发生上具有相关性。此外，一些学者在乳腺原位癌旁找到异型小叶和导管，也为两者组织学上的联系提供了很好的证据。但是，多数学者认为，乳腺增生病中的小叶增生及腺病，不伴有明显的上皮增生者，一般不会发展为癌。

总之，一部分乳腺增生病可发生恶变而成乳腺癌，对此应给予足够重视。其中，乳腺增生病中肉眼可见的大囊肿病，重度不典型性小叶或导管增生，导管上皮的汗腺化生，多发性导管内乳头状瘤（导管内乳头状瘤病）等恶变为乳腺癌的危险性更大，故有人称为癌前期病变。因此凡患有乳腺增生病中的上述类型患者要注意定期复查，必要时应行手术治疗。

治疗乳腺增生病的常用西药

治疗乳腺增生病常用的西药有激素类、碘制剂及其他对症治疗药物。传统的激素类制剂主要是用雄性激素来对抗雌激素，如在月经期前10天口服甲睾酮，每日1次，每次5～15mg，经前停服，每个周期用药总量不超过100mg；或肌内注射丙酸睾酮3～4日，每日25mg。应用雄性激素治疗可能会出现一些副作用，如有一些男性化表现：多毛、嗓音变粗、痤疮等。另外还可能会有不同程度的肝脏损害、头晕、恶心等。随着人们逐渐认识到，乳腺增生病并非单纯的雌激素分泌增加，而是由于雌、孕激素的比率失衡，特别是月经周期中的黄体期孕激素分泌不足，雌激素相对增高所致，于是主张用黄体酮治疗本病，以纠正雌、孕激素分泌的失衡。在月经前2周口服黄体酮7～8日，每日5～10mg；或肌肉注射黄体酮每周注射2次，每次5mg，总量20～40mg。亦有人主张在月经间期用口服小剂量雌激素（1mg），共服3周，于以后的月经间期再服，但逐渐递减，即减少用药量及用药次数，共用药6个月经周期。但是，服用雌激素亦可出现恶心、呕吐、头痛等副作用，有些患者病情反而加重，因此，应用此法必须在医生指导下，掌握好量和度。

近年来，激素治疗本病又有一些新的进展。由于激素受体的研究出现了突破性的进展，人们认识到乳腺增生病的发生与乳腺组织局部雌、孕激素受体的含量及敏感性增高有关，因此，开始使用激素受体拮抗剂治疗本病。如雌激素受体拮抗剂他莫昔芬可竞争性地与雌激素争夺雌激素受体，使雌激素无法发挥其生物学效应，应用他莫昔芬口服治疗，每日2～3次，每次10mg，可取得一定的疗效。但服用他莫昔芬亦会产生一定的副作用，如闭经、潮热、恶心等。此外，人们还认识到内分泌紊乱造成的乳腺增生病并不仅仅是卵巢内分泌激素失衡，还受下丘脑、垂体等多种内分泌激素的影响，如催乳素及其他促性腺激素。使用溴隐亭可抑制催乳素的分泌，而达到治疗本病的作用，可口服溴隐亭每日1次，每次1.25～5mg，其副作用为恶心、呕吐、眩晕、直立性低血压等；使用丹那唑可抑制促性腺激素及卵巢激素的分泌，可用其口服治疗本病，每日3次，每次100mg，疗程1～6个月，副作用为闭经、月经淋漓、体重增加、粉刺等。

小剂量的碘剂可刺激垂体前叶分泌黄体生成素，从而抑制雌激素的分泌，纠正黄体期激素比率的失衡，达到治疗乳腺增生病的目的。碘制剂常用复方碘溶液或10%的碘化钾溶液。

其他对症治疗药物可用镇痛剂、利尿剂等。此外，亦可服用维生素类药物。

乳腺增生病在什么情况下应进行手术治疗

尽管乳腺增生病是乳腺的良性增生性病变，一般主张保守治疗，但是如前文所述，由于其与乳腺癌关系密切，临床有一定的恶变率，所以当乳腺增生病有以下一些情况时，建议患者到专科医生那里接受手术治疗。

（1）乳腺增生病变局限在单侧乳房的某一象限，特别是在乳房的外上象限且肿块体积较大、质地较硬，经保守治疗效果不明显者。

（2）年龄在35岁以上，具有母系乳腺癌家族史，且乳房肿块呈结节状，经各种治疗未见明显缩小者。

（3）原有的增生性乳房肿块在短时间内迅速增大者。

（4）原有的乳腺增生病在观察、治疗过程中，近期症状体征有所加重，钼靶X线摄片等影像学检查及针吸细胞学检查结果与前次检查相比，病变有进展，提示有恶变可能者。

（5）绝经后的老年妇女新近出现的"乳腺增生"，如乳房疼痛，腺体增厚等。

（6）乳腺增生病患者经针吸细胞学检查或活检证实，乳腺上皮细胞增生活跃，甚至开始有异型性改变者，应做增生肿块切除术或乳腺单纯切除术，必要时进行术中冰冻切片病理检查。

原则上来讲，在对乳腺增生病患者的治疗过程中，应密切观察患者的病情变化，即使病情有明显改善，可以停止服药了，亦应嘱咐患者进行3～6个月左右的随诊或复查，此后，可每半年到一年复查一次，发现有变化应及时予以手术治疗。只有这样，才能保证对其中那些可能发生恶变的人群进行监控。

乳房好
女人才好

中医怎样对乳腺增生病进行辨证论治

中医将乳腺增生病称为"乳癖"。一般认为，乳癖是由于各种原因导致肝郁气滞或冲任失调造成，临床应予疏肝解郁，调摄冲任为大法进行辨治。

（1）肝郁气滞，痰瘀血结型：一侧或两侧乳腺出现肿块和疼痛，肿块和疼痛与月经周期有关，一般在经前加重，行经后减轻，伴有情志不舒，心烦易怒，胸闷嗳气，胸胁胀满。舌质淡，苔薄白，脉细弦。治法：疏肝理气，活血散结。方药：加味逍遥散合桃红四物汤加减。柴胡9g，香附9g，青陈皮各6g，当归12g，白芍12g，川芎12g，延胡索10g，莪术15g，郁金10g，桃仁10g，红花10g，橘叶、橘络各5g。

（2）脾肾阳虚，冲任失调型：一侧或两侧乳腺出现肿块和疼痛，常伴有月经不调，前后不定期，经量减少，全身症状可见怕冷，腰膝酸软，神疲乏力，耳鸣。舌质淡胖，苔薄白，脉濡细。治法：温补脾肾，调摄冲任。方药：二仙汤合四物汤加减。仙茅10g，仙灵脾10g，肉苁蓉10g，制首乌15g，柴胡6g，当归10g，白芍12g，鹿角胶10g，熟地12g，炮山甲10g，香附10g，青陈皮各6g。

临床可根据患者的不同症状表现在上述处方用药基础上进行加减化裁。如乳房胀痛明显者，可加制乳没各6g，川楝子10g；病程较长、肿块质地偏硬者，可加莪术30g，八月札15g；伴有乳头溢液者，可加丹皮10g，栀子10g，仙鹤草15g。

服用上述中药治疗时需注意：月经期暂停服用，经后可继服；妊娠期禁服，因中药的行气活血作用可能会诱发子宫收缩而引起流产。严重的上呼吸道感染及其他急性全身性疾患停服，宜"急则治其标"，先治疗急性病变，待其痊愈后再继续治疗本病；伴有其他慢性病且正在治疗中，乳腺增生病亦需治疗者，处方用药需结合其全身情况，综合辨证，治疗时予以兼顾。

此外，在对本病进行分型论治中，还有其他一些新的思路。如有学者提出结合月经周期进行治疗，在月经周期的前半期（即月经刚刚来过）服用调补肝肾的药物；月经周期的后半期（即下次月经前14天开始）服用疏肝活血的药物。这是根据冲任血海有着先满后泄、先盈后亏的生理变化，治疗上以调补肝肾者，顺冲任应充盈时益之；以疏肝理气者，沿血海应疏泄时导之，以达标本兼顾。据报道用此方法治疗乳腺增生病，临床取得了较好的疗效。

另外，值得一提的是，近年来除了传统的中成药如逍遥散、小金丹等药之外，还出现了一些新的中成药，其中有些是根据民间验方从单味药中提取，如天冬素片。有些是根据辨证论治的原则，经临床疗效观察及实验研究，筛选了几味有效药物配制而成，如乳块消、乳癖消、百消丹等。这些药物对于本病的治疗具有一定的疗效，且服用方便，可以酌情服用。但是必须提醒患者注意的是，服用任何药物治疗均需在医生的指导下进行，应在医生的检查、监控下进行，最好不要擅自在药房购药后自行服用。

什么是乳痛症

临床还可见到一些这样的患者，她们前来就诊时，主要以乳房疼痛为主诉，经医生检查，乳房内触不到具体的肿块，或只有轻度腺体增厚感，我们将其称为乳痛症。乳痛症常见于未婚或已婚未育的青年女性，只表现为月经前乳房胀痛，月经后乳痛缓解，无乳房肿块。因此，有学者认为，乳痛症属女性的生理改变，是乳房作为卵巢内分泌激素的靶器官，随月经周期中激素的变化而发生的生理反应，不需特殊治疗，随着其结婚、妊娠、哺乳等一系列生理环境的变化，乳痛症常可在几年内自行缓解。也有学者认为乳痛症是乳腺增生病的早期表现，由于内分泌激素的失衡，乳腺组织在月经周期中发生增生过度而复旧不全，乳腺充血水肿而引起疼痛感，当这种情况一直得不到纠正而长此以往，乳腺组织的增生加重，若干年后则形成肿块，发展成为乳腺增生病。

乳痛症的诊断并不困难，可不服药，仅予临床观察即可；如果乳痛较重，甚至影响日常生活工作，则可对症治疗，或同乳腺增生病的治疗。

由于本病患者多为20多岁的青年女性，而这个年龄段的女性患乳腺癌者极少，所以患有乳痛症者大可不必紧张；而且，因临床也无肿块触及，故不必做那些辅

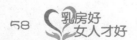

助检查，特别是钼靶X线摄片常常是多余的。

何谓乳腺纤维腺瘤

乳腺纤维腺瘤是发生于乳腺小叶内纤维组织和腺上皮的混合性瘤，是乳房良性肿瘤中最常见的一种。乳腺纤维腺瘤可发生于青春期后的任何年龄的女性，但多发于18～25岁的青年女性。本病的发生与内分泌激素失调有关，如雌激素相对或绝对升高。临床上以无痛性乳房肿块为主要症状，很少伴有乳房疼痛及乳头溢液者。乳腺纤维腺瘤是否会发生恶变，一般认为，有少数病例可发生纤维成分的肉瘤变，而极少有发生上皮成分的癌变者。

乳腺纤维腺瘤中医称之为"乳核"。以往也曾称其为"乳癖"，所以在许多中医书中见到的"乳癖"，有一部分指的是乳腺增生病，还有一部分则指的是乳腺纤维腺瘤。为了避免两者命名上的混乱，现已将其规范为"乳核"的范畴。中医认为，乳核是由于肝气郁结或血瘀痰凝所致。《外科大成》指出，乳中结核"如梅如李，虽患日浅，亦乳岩之渐也"，已认识到少数乳核年深日久则可能会恶变为乳岩。

乳腺纤维腺瘤最有效的治疗手段就是手术。手术可以将腺瘤切除而使之治愈，但部分病例可于原手术部位复发或在乳房其他部位再生新的腺瘤。中医认为，疏肝解郁、活血化痰中药可调整机体内分泌状况，消除乳房部的肿块，治疗腺瘤可取得较好的疗效。

乳腺纤维腺瘤的临床表现

乳腺纤维腺瘤最主要的临床表现就是乳房肿块，而且多数情况下，乳房肿块是本病的唯一症状。乳腺纤维腺瘤的肿块多为患者无意间发现，一般不伴有疼痛感，亦不随月经周期而发生变化。少部分病例乳腺纤维腺瘤与乳腺增生病共同存在，此时则可有经前乳房胀痛。

乳腺纤维腺瘤的肿块易发于乳房的外上象限。腺瘤常为单发，亦有多发者。腺瘤呈圆形或卵圆形，直径以1～3厘米者较为多见，亦有更小或更大者，偶可见巨大者。表面光滑，质地坚韧，边界清楚，与皮肤和周围组织无黏连，活动度大，触之有滑动感。腋下淋巴结无肿大。腺瘤多无痛感，亦无触痛。其大小性状一般不随月经周期而变化，肿块通常生长缓慢，可以数年无变化，但在妊娠哺乳期可迅速增大，个别的可于此时发生肉瘤变。

何谓乳腺导管内乳头状瘤

乳腺导管内乳头状瘤是指发生于乳腺导管上皮的良性乳头状瘤。根据其病灶的多少及发生的部位，可将其分为单发性——大导管内乳头状瘤及多发性——中、小导管内乳头状瘤两种。前者源于输乳管的壶腹部内，多为单发，位于乳晕下区，恶变者较少见；后者源于乳腺的末梢导管，常为多发，位于乳腺的周边区，此类较易发生恶变。

乳腺导管内乳头状瘤可发生于青春期后的任何年龄女性，但以经产妇较为多见，尤以40～50岁者多发。该瘤的发病率低于乳腺纤维腺瘤。

一般认为，本病的发生与雌激素的过度刺激有关。其临床特征主要为间歇性、自主性的乳头血性、浆液血性或浆液性溢液，或可及乳晕部肿块。

本病中医称之为"乳衄"认为多由肝郁火旺或脾虚血亏所致。治疗方法有手术疗法及药物疗法。由于本病有一定的恶变率，特别是其中的多发性乳头状瘤，恶变率可达5%～10%，被称之为"癌前病变"，故临床应予足够的重视。

乳腺导管内乳头状瘤的临床表现

乳腺导管内乳头状瘤最主要的临床表现是乳头溢液，绝大多数患者是以乳头溢液为主诉前来就诊，而其中仅有20%左右的病例可触及乳晕部肿块。

本病的乳头溢液可在挤压乳腺时而出，但更多者为自发性的。溢液可呈持续

 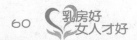

性，亦可呈间歇性，有些仅在内衣上留下棕黄色的污迹。多数病例不伴有疼痛，少数情况下，当肿瘤较大而阻塞输乳管时，可产生疼痛和肿块，而随着积血、积液的排出，肿块会变小，疼痛也会得到不同程度的缓解。

由于导管内乳头状瘤的瘤体很小，所以多数情况下不能扪及，仅有少数患者可在乳头、乳晕处发现肿块。肿块呈结节状或条索状，质地较软，轻轻按压时即可有血性或咖啡样液体自乳头溢出。多发性乳头状瘤的肿块则位于乳腺的边缘区域，边界不清，质地不均。

一般来讲，单发的大导管内乳头状瘤较易发生溢液；而多发的中小导管内乳头状瘤则溢液机会相对少一些。

何谓乳腺导管扩张综合征

乳腺导管扩张综合征是指各种原因引起乳腺导管扩张，管腔内分泌物淤滞，导致炎症性改变，最终形成浆细胞性乳腺炎，在这样的病变过程中各阶段的症候群。因为本病是以导管扩张为基础，而在不同阶段的临床表现及病理特征各不相同，所以称之为乳腺导管扩张综合征。

乳腺导管扩张综合征的命名也很混乱，文献中有过许多不同的称呼，如"阻塞性乳腺炎""化学性乳腺炎""粉刺性乳腺炎""浆细胞性乳腺炎"及"乳腺导管扩张综合征"等。近年来，根据本病的临床特征及病变过程，称其为乳腺导管扩张综合征或浆细胞性乳腺炎较为多见。

乳腺导管扩张综合征的临床特征为乳头溢液、乳头凹陷、乳晕下肿块和乳晕旁脓肿、乳房瘘管以及非周期性乳痛。根据其不同阶段病变的特点，将其分为三期：溢液期、肿块期及瘘管期。

一般认为，本病的发病原因有两方面，其一为内分泌激素紊乱，其二为导管排泄不畅，而后者是从溢液期发展到肿块期的主要因素。因此，在治疗上应标本同治，既考虑到局部的处理，又要注意调整机体内分泌状况。

乳腺导管扩张综合征中医称之为粉刺性乳痈，认为多由肝气郁结、气滞血凝所致。

由于本病的肿块常具有类似乳腺癌的临床特征，所以临床应注意鉴别诊断。但本病发生恶变者较为少见，故一般不认为其为癌前病变。

何谓泌乳-闭经综合征

泌乳-闭经综合征，又称溢乳-闭经综合征，指以泌乳和闭经为主要临床特征的病理状态。严格地说，它并不是某一种病，而是可以由不同疾病引起的、但具有共同临床特征的症候群。本病是以泌乳、闭经为共同表现，而各种不同原因致病者又有其各自的特征，故称其为泌乳-闭经综合征。

泌乳-闭经综合征可发生于产后，亦可与妊娠哺乳无关；可以是功能性的，因内分泌失调，引起下丘脑-垂体-卵巢轴的功能障碍；亦可是器质性的，因垂体肿瘤或其他相关肿瘤引起。无论以上何种原因均可导致垂体催乳素水平升高，导致泌乳-闭经综合征的发生。泌乳-闭经综合征的治疗主要是针对病因的治疗，因此，充分了解病史、进行有关的辅助检查，以明确致病原因，是使其得以治愈的前提与关键。

常见的乳房囊肿

常见的乳房囊肿有乳房单纯囊肿及积乳囊肿。

（1）单纯囊肿：在乳腺囊肿中最为多见。主要是由于内分泌紊乱引起导管上皮增生，管内细胞增多，致使导管延伸、迂曲、折叠，折叠处管壁因缺血而发生坏死，形成囊肿。本病易发于中年女性，以圆形或卵圆形乳房肿块为主要症状。囊肿可单发，亦可多发。单发者肿块常迅速生长，易与乳腺癌相混淆。囊肿常可随月经周期而变化，并伴有经前乳房胀痛。为明确诊断，可行钼靶X线摄片、超声波及针吸细胞学检查。如果经多次穿刺后仍无效，或经细胞学或组织学检查证实

乳房好
女人才好

有上皮增生或乳头状瘤病者，则宜手术治疗。

（2）积乳囊肿：又称乳汁潴留样囊肿，较单纯囊肿更为少见。主要是由于哺乳期某一导管阻塞，引起乳汁淤积而形成囊肿。囊肿可见于乳房的任何部位，以发生于乳房深部者最为常见。本病多见于育龄妇女，常发生于妊娠哺乳期或哺乳期过后，临床以乳房肿块为主要症状。肿块多为圆形或卵圆形，表面光滑，有囊性感，边界清楚，活动度大，与皮肤无黏连。继发感染时，可见局部红肿热痛等炎症反应，同侧腋窝可触及肿大淋巴结。囊肿较大，病史较长，反复发生感染者，宜手术将囊肿切除。

何谓乳腺癌

乳腺癌是发生在乳房腺上皮组织的恶性肿瘤。是一种严重影响妇女身心健康甚至危及生命的最常见的恶性肿瘤之一。男性乳腺癌患者罕见。乳腺癌是乳房腺上皮细胞在多种致癌因子作用下，发生了基因突变，致使细胞增生失控。由于癌细胞的生物行为发生了改变，呈现出无序、无限制的恶性增生。它的组织学表现形式是大量的幼稚化的癌细胞无限增殖和无序状地拥挤成团，挤压并侵蚀破坏周围的正常组织，破坏乳房的正常组织结构。

由于乳腺不是人体生命活动的重要脏器，原位乳腺癌从理论而言并不致命，可以通过手术切除达到治愈。但因为乳腺细胞发生突变后便丧失了正常细胞的特性，组织结构紊乱，细胞连接松散，癌细胞很容易脱落游离，随血液或淋巴液等播散全身，形成早期的远端转移，给乳腺癌的临床治愈增加了很大困难。全身重要脏器的转移如肺转移、脑转移、骨转移等都将直接威胁人的生命，因此乳腺癌是严重危及人体生命的恶性疾病。

乳腺癌的防治原则同所有癌症一样，应当争取早期发现，早期治疗。在日常生活中，坚持科学的乳房保健、乳腺自我检查和定期接受医疗专业人员的检查是十分必要的。

乳腺癌发病率愈来愈高了吗

据国际抗癌协会（IARC）公布的统计资料表明，乳腺癌在全世界大多数地区的发病率有逐年增高的趋势，现在已经成为女性发病率最高的恶性肿瘤。

1985年ChannelIslands乳腺癌学术会议汇总的资料表明，全世界每年乳腺癌发病率上升的幅度为0.2%～8%，其中增长最快的地区是亚洲、中欧、南美洲的一些国家。在一些低发国家如中国、日本、新加坡等，35～50岁年龄段的妇女增加明显。同时还表现为受生存环境因素变化影响的，某一年龄段妇女高发的"出生队列现象"，这种环境作用会持续终生。

尽管我国与其他国家和地区相比较，尚属于乳腺癌低发地区，但是乳腺癌的发病率也处于上升阶段。尤其引人注意的统计数字是：50岁以下年龄组人群的发病率增加更为明显。有统计数字表明：尽管近年来全世界大多数地区的乳腺癌发病率逐年增高，但是乳腺癌的死亡率却并未相应显著升高。这说明在普及乳腺癌防治教育、宣传，乳腺癌早期普查，以及乳腺癌综合治疗的基础上，人类是可以逐步战胜乳腺癌对女性健康的威胁。

哪些人容易患乳腺癌

流行病学专家通过对长时期追踪观察的统计资料作回归性分析，总结出乳腺癌发病的人群特点是：居住在城市；所在地区的纬度偏高（或在北美、北欧地区长期生活）；年龄在35岁以上（尤其是老年妇女）；无婚姻史；未生育或初次生产的年龄在30岁以上；形体肥胖；月经初潮年龄小于12岁，或绝经年龄晚；有乳腺其他良性肿瘤史；乳腺组织增生；有乳腺癌家族史；长期多次或一次大剂量X线照射史；长期的精神压抑或剧烈精神刺激。

在日常生活中，乳腺癌的高发人群大多与多种致癌相关因素的长时间、多次反复刺激有关，或者接受了超剂量的致癌因素的作用（如大剂量X线照射）。单一因素和偶然的弱性刺激与乳腺癌发病没有相关性。因此，只要在日常生活中注意科学养生、避免和减少不良生活习惯、保持良好的精神状态，积极治疗乳腺的良性疾病，是可以减少乳腺癌发生的概率。

儿童也会得乳腺癌吗

人在儿童期的乳房处于尚未发育状态。女性只是到了青春期后，体内雌性激素水平才不断增高，伴随着第二性征的出现，乳房腺体组织才开始发育。因此在儿童期患乳腺癌是非常罕见的。

有些儿童的乳房出现硬结或者肿块，常常是受到发育期内分泌紊乱、某些内分泌器官发生肿物或类雌激素样药物等因素的影响。例如：有些新生儿出生后可以发现乳房有硬结，这是由于胎儿在子宫内接受了母亲雌激素的影响，一般在出生1~2周后，随着体内残存雌激素代谢消失，可以自行消退。

儿童期乳腺发育和儿童期乳腺炎时会出现乳房肿块，一般常伴有发热、疼痛、局部红肿等表现，较容易区别。只有在乳晕区触及边界不清、质地较硬的肿块时，才考虑儿童乳腺癌的可能，此时须到医院就诊。

乳腺癌的地区分布有何特点

乳腺癌的发病有比较明显的地区性分布特色。从全球分布看，地理纬度越高发病率越高。大多数亚洲、非洲国家属于低发地区；欧洲南部、南美洲属于中发地区；北美洲、北欧属于高发区。我国的乳腺癌发病率属于低发地区。

在同一国家或同一纬度地区，其发病率也不全相同，一般而言城市高于农村。据我国不完全的统计资料显示：上海、北京、天津三大城市乳腺癌发病率和死亡率几乎是西藏、青海地区的3~4倍。

国外学者研究了同种族移民的乳腺癌发病率，发现同一种族人群，乳腺癌发病率可因移居而发生变化。移居美国大陆和夏威夷群岛的中国人及日本人乳腺癌的发病率，在第二代、第三代明显高于仍然生活在原国籍的妇女，接近移居当地人的水平。出生在欧洲和美洲的犹太妇女乳腺癌发病率比所在国出生的妇女高，而出生于非洲、亚洲的犹太妇女其乳腺癌发病率则较低。从高发区移居低发区，或从低发区移居高发区，在第二代、第三代后裔身上均可体现出乳腺癌发病率向移居国当地人的平均水平方向发展。上述这些资料表明，不同地区的环境因素对乳腺癌发病有着重要的影响。

通过以上资料可以看出，除了地理位置所具有的磁场、气候等因素的影响之外，地区的生活环境和生活习惯也是与乳腺癌发病率直接相关的重要因素。因此，改变某些不良生活习惯和改善不良生活环境对降低乳腺癌的发病具有重要的意义。

乳腺癌病因性危险因素

（1）内分泌因素：流行病学研究表明，性别、年龄、月经、婚姻、生育、哺乳等状况与乳腺癌的发生密切相关，说明内分泌激素的水平及活性在乳腺癌的发生中起重要作用。大量的研究结果提示，卵巢内分泌激素、垂体分泌的催乳素、雄激素、肾上腺皮质激素及甲状腺激素等激素分泌量及节律的改变，以及激素之间比率的失衡等可能与乳腺癌的发病有关，但其作用环节、作用程度等尚不清楚。

（2）遗传因素：乳腺癌的发病具有明显的种族差异，如美国同一地区白人女性较黑人女性乳腺癌发病率高；乳腺癌也具有明显的家族聚集性趋势，如乳腺癌病人的亲属罹患乳腺癌的危险性是正常人群的4～9倍，亲属患癌的年龄愈小，危险性愈大；受累人愈多，危险性愈高。

（3）临床因素：既往有良性乳腺疾病史可使以后患乳腺癌的危险性增加，特别是乳腺增生病中的非典型性增生与乳腺癌的发生关系密切。乳腺或其他脏器原发癌史也可能增加患乳腺癌危险性。特别是一侧患乳腺癌后，另一侧患乳腺癌的危险性增加5倍以上。患乳腺癌后，体内发生其他肿瘤的概率也相应增加。另有报道各种原因引起的乳腺疤痕较易发生乳腺癌。

（4）病毒因素：病毒因素可能与乳腺癌的发生有关，但目前有关病毒在乳腺

 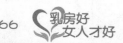

癌发生上的作用尚存在着争议。

（5）其他因素：如环境行为因素、精神因素、肥胖和高脂肪饮食、电离辐射及化学制品等，均与乳腺癌的发生有直接或间接的联系。

以上仅仅是专家们在分析乳腺癌患者的流行病学调查结果的基础上，总结出的与乳腺癌发病表现出密切关联的因素。但是迄今为止，乳腺癌的真正病因仍未明了。相信随着现代科学技术的发展，许多新的方法应用于肿瘤学研究，可能会有助于揭示乳腺癌发生、发展的机制，找到引起乳腺癌发生的直接病因。只有找到了疾病的直接病因，才能最终完全战胜疾病。

乳腺癌的发生与月经、婚姻、生育及哺乳等因素的关系

专家们普遍认为：月经初潮年龄越早，绝经越晚，乳腺接受雌激素作用的时间越长，因而发生乳腺癌的机会也越多。统计数据表明，月经初潮年龄每提前4～5岁，患乳腺癌的概率就增加1倍；初潮年龄在13～15岁以上者，患乳腺癌的机会要比12岁以下者少20％。绝经期在55岁以下者，乳腺癌的发病率则较低。结婚年龄较早、婚姻维持时间较长者，比独身、结婚迟、婚姻维持时间短者发病率低。多次生育的妇女比未生育过的妇女患乳腺癌的危险性小。35岁以上首次生育的妇女或35岁以上未育的妇女患乳腺癌的机会较多。此外，有学者认为初产前的早期流产可能增加患乳腺癌的危险性。哺乳次数和时间少的妇女患乳腺癌的机会要比经常哺乳者更高。

乳腺癌的发生与内分泌激素

现代医学研究发现：雌激素对人乳腺上皮细胞有刺激增生作用，乳腺细胞的生长和发育受雌激素调节控制。在乳腺细胞膜的表面具有特定的雌激素受体，循环中的雌激素可以与这些受体形成专一性的嵌和，影响乳腺细胞的增生和分泌。大量研究结果证明：在相当一部分乳腺癌细胞的膜表面可以检测到雌激素受体。

这部分乳腺癌细胞仍然具有正常乳腺细胞所有的激素靶效应的生物行为，因而雌激素对这部分癌细胞也具有相应的促进或抑制作用。流行病学研究发现，乳腺癌的危险因素涉及生育方面的很多因素，如卵巢功能是否完整、能否生育、初潮年龄、绝经年龄、初产年龄、产次、哺乳等，这些都表明乳腺癌的发生与雌激素有直接的关系。

另有实验表明，催乳素参与了乳腺癌形成的始动阶段和促发阶段。在始动阶段，催乳素增加乳腺上皮细胞对致癌剂的敏感性；在促发阶段，催乳素对细胞转变有促进作用。催乳素加速动物乳腺肿瘤生长的能力依赖于雌激素的存在。

由此可见，雌激素及催乳素等内分泌激素与乳腺癌的发生关系密切。及时调节治疗妇女的内分泌功能紊乱，对预防乳腺癌的发生具有积极的意义。

口服避孕药会导致乳腺癌的发病吗

据1982～1984年联合国世界卫生组织（WHO）进行的世界性肿瘤与甾体激素关系的协作研究发现，口服避孕药与乳腺癌有一定的相关性。

（1）在35岁以前服用的比35岁以后服用者乳腺癌的发病率更高。

（2）乳腺癌低发区服用药物的妇女较高发区危险性更高。

（3）生育者服用避孕药比不生育者相对危险度更高。

（4）服用避孕药的低社会阶层妇女比高社会阶层妇女发病率高。

（5）第一次服用后再间隔若干年，不增加乳腺癌的危险性；而持续服用或近期服用者则增加危险性。

此项研究发现：发病率在35岁以前的趋势有所上升。在低发区还首次观察到，服用避孕药后，随着停药时间的延长，乳腺癌危险性也在下降；但是妇女在第一胎分娩之后，服用避孕药时间愈长，患乳腺癌的危险性愈高。

尽管以上结论是对长期服用避孕药物的妇女追踪性调查基础上得出的，但由于观察的人数少和地区局限等问题，并不能真实客观的反映全部情况，所反映的仅仅是一种趋势。大多数学者不认为避孕药物对乳腺癌的发病有直接影响。

 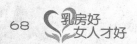

良性乳腺病将来会发展成乳腺癌吗

乳腺增生病是因内分泌功能紊乱引起的良性病变，绝大多数乳腺增生并不是癌前病变。其本质既非炎症，又非肿瘤，而是乳腺正常结构的错乱，仅有极少数病例可以演变成肿瘤性增生。乳腺纤维腺瘤极少发生恶变。因此，患有乳腺良性疾病的患者，只要在医生的指导下，积极调整内分泌功能，治疗良性乳腺病，大部分可以治愈，很少有发展成乳腺癌者，因此不必顾虑重重。思想负担沉重，会加重内分泌的紊乱，反而给治疗增加了不必要的困难。

但是值得注意的是，患有不典型性乳腺增生、乳腺导管内乳头状瘤病以及乳房大囊肿等乳房疾病时，应高度警惕其恶变的可能，因为这些病变被学术界公认具有较高的恶变率。

乳腺癌会遗传吗

随着流行病学研究的深入，肿瘤与遗传相关的证据越来越多。人们发现在一些人群及家庭中，存在着所谓的癌家庭或某种癌的家族聚集性。随着肿瘤细胞分子生物学研究的进展，逐渐证实在这些家庭成员中存在一种癌倾向性——抑癌基因杂合性的丢失。这种现象使得这些特定人群的机体细胞要比其他人更加容易在致癌因素和促癌因素的多重作用下发生癌变。

乳腺癌具有一定的家族遗传倾向。乳腺癌在某些家族中的聚集现象，在一级亲属中发病危险性高达50％，家族中较远的亲属发病危险性小。流行病学调查发现：乳腺癌患者的一级亲属与一般人群相比，患乳腺癌的危险性增加2～3倍；在其母亲和姐妹中有一人患乳腺癌的妇女，患该病的危险性更高。这种遗传倾向还表现为双侧乳腺癌患者比单侧乳腺癌患者的亲属发病率高。绝经前患乳腺癌，患者的一级亲属发病危险性增加9倍；绝经后患乳腺癌，患者的一级亲属发病危险性增加4倍。从乳腺癌患者发病的年龄分析，年龄越小，亲属患癌的危险性越大；受累的人群越多，亲属的危险性越大。

尽管对遗传基因的研究目前已取得了很大进展，但更多研究表明肿瘤是一种多原因、多阶段和多次突变所致的多因子疾病，绝不仅仅是某单一内在因素（如遗传基因缺陷等）或单一外在因素（如致癌环境等）单独引起，而是多种因素交替、交互作用的结果。应当说遗传因素与致癌因素、促癌因素的多重作用才最终形成了癌变。

总之，乳腺癌的家族聚集倾向，可能与遗传因素和环境因素都有关，单一的遗传因素或者环境因素都不能圆满地解释乳腺癌在家族中的聚集倾向。但对在一级亲属中有患乳腺癌的妇女，经常性的乳房检查是必要和稳妥的。

病毒与乳腺癌的发病有关吗

在乳腺癌的发病过程中是否也受到病毒的影响呢？早在1939年，英国科学家Bittner发现患乳腺癌的小鼠乳汁中存在一种致癌物质，并可以通过乳汁传给下一代。但是从那以后近20年，再没有新的证据说明病毒和乳腺癌的关系。从目前的研究看，即使是小鼠乳腺癌病毒诱发肿瘤发生，也必须以有雌激素的作用为先决条件。

病毒能否诱发人患乳腺癌尚缺乏客观依据，还仅仅是作为一个问题有待人们做进一步的研究和发现。

饮食习惯与乳腺癌的发病有关吗

流行病学研究发现，乳腺癌的死亡率与该地区的人均年脂肪消耗量呈正相关。动物实验也证实，给动物饲养高脂饮食，不管这些动物原先有无乳腺癌，都使乳腺肿瘤发病率增加。增加饮食中的饱和脂肪酸和不饱和脂肪酸含量，都有相应的效应。这种变化与饮食中的其他成分和总热量无关。研究发现：脂肪可以强化雌激素E1的转化过程，增加雌激素对乳腺上皮细胞的刺激。一项对比性调查研究发现，在一些发达国家中，饮食构成中脂肪总消耗量高的国家，乳腺癌发病率亦高。

另外饮酒对绝经后的妇女（饮酒量每日≥15g），或者是曾用雌激素的妇女，

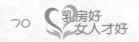

均有增加乳腺癌危险性的报道。

究竟是体重影响乳腺癌危险性，还是脂肪过量影响乳腺癌危险性，现在还不十分清楚。但是老年妇女适当控制体重，少食肉类、煎蛋、黄油、奶酪和动物脂肪，总是有益无害的。

通过对乳腺癌低发地区的人群饮食构成的研究发现，其中鱼类蛋白、维生素D可能对防治乳腺癌有积极作用。Lscovicl等运用病例对照的方法专门研究整个食谱对乳腺癌影响的相关性。研究的种类很多，有肉类、蔬菜、水果、饮料等。结果证明食物中肉类、煎蛋、黄油、奶酪、谷物、甜食、动物脂肪可增加乳腺癌危险性；而绿色蔬菜、水果、鲜鱼、奶制品可减少乳腺癌危险性。

环境因素与乳腺癌的发病有关吗

人类的生活环境是指人们长期生活居住的生存空间条件。从大的方面讲包括地理位置、地域条件、光照、温度、湿度、空气洁净度、水资源和人文生活习惯等。

据报道，乳腺癌的发病率与接受太阳光的照射强度呈负相关。就是说受到太阳辐射越强的地区，乳腺癌的发病率较低；而接受太阳辐射热能越少的地域，乳腺癌的发病率反而较高。

环境因素与乳腺癌的关系还表现在生活水平上，生活条件也与乳腺癌发病率有一定的关系。总的来讲，经济发达地区高于贫困地区，城市高于农村。在我国上海、北京、天津三大都市女性乳腺癌发病率和死亡率几乎是西藏、青海的3～4倍。经济发达地区和生活水平高的人群的乳腺癌发病率高，可能与其摄入脂肪饮食过剩有关。

目前已经肯定的事实是接触电离辐射可以增加肿瘤发病率。肿瘤是人和动物在接受射线照射后最严重的远期病理变化。从乳腺暴露于射线到发生乳腺癌，通常有10～15年的潜伏期，最短潜伏期为5年。一般来讲，年轻人受到照射后发生乳腺癌的潜伏期较老年人更长。

最近的研究使人们更详细地了解二者之间的联系。女性的乳腺在其一生中有两个放射敏感期：第一个敏感期是妇女初产前期，这个时期刚好是初潮年龄即10～19岁；第二个敏感期是哺乳期。在第一次妊娠时暴露于射线的危险性比在此之前和之后要高。未生育的妇女乳腺暴露于射线而产生的乳腺癌的危险性要比曾生育的妇女高。总之，经期、妊娠期对放射线均敏感，应尽量避免。

另一方面辐射的危险程度还取决于接受射线的剂量。多次小剂量暴露的危险性与相同剂量一次暴露的危险性相同。因为低剂量多次暴露在射线中有辐射剂量的积累效应。

环境是人类赖以生存的空间，对人的健康起着至关重要的作用。影响环境变化的因素，既有天然因素（如火山爆发、地震等），也有人为因素（如化学污染、放射线污染等）。为了全人类的健康，人们应当努力改善生存环境，养成良好的生活习惯，减少恶劣环境给人体造成的影响和破坏。

精神因素与乳腺癌的发病有关吗

在讨论癌症病因的各种因素中，精神因素往往是最常见的重要因素之一。因为人体是一个特殊的有机体——有思想、有感情，心理活动极其复杂；人赖以生存的空间是一个错综复杂的环境，自然空间和人类社会对人体产生着多种多样的刺激。人们对这些刺激的反应也千差万别，有的人积极进取，巧妙排解；有的人激愤怨天，怒发冲冠；有的人踌躇忧郁，悲观厌世。心理学研究发现，各种不同的精神反应都会对人体抗御疾病的能力产生影响，良好情绪能够提高人体内的脏器协调和抗御疾病的能力。反之，不良情绪会诱发脏器功能紊乱和降低抗御疾病的能力。神经系统是通过调节植物神经功能来维持人体的基本生理活动。内分泌系统是通过"大脑皮层－下丘脑下部－脑垂体－内分泌腺体"这个复杂的反馈调节系统，完成对机体生命活动的控制和调节。当遭到严重的精神刺激等心理打击时，人体将发生一系列变化导致神经内分泌系统的平衡失调，体内各个系统中的神经递质如儿茶酚胺、去甲肾上腺素、多巴胺、5-羟色胺、乙酰胆碱等代谢产物在体内积聚，体内内分泌激素的分泌水平和比率也将发生相应的变化，这些结果都将影响机体防御癌变的机能。免疫机制是机体的防御系统，在抗御外来病原体、监视体内细胞突变、清除破损细胞等方面发挥重要作用，一旦失控，便会给癌细胞留下发生和发展的空隙。

在众多的乳腺癌患者中，不难发现相当多的患者在心理、性格上存在一定的缺陷和不同程度的病态表现，这些人在癌症发病前往往有精神创伤或长期处于情绪压抑、郁闷忧愁、精神压力过大的状态。有些人性格内向，好生闷气，脾气古怪，多疑多虑。有些人长期夫妻不和或离异独居，或因亲人病故，或生活上、事业上屡遭挫折，工作及生活极度紧张、劳累等。尽管每个人的经历和情感各不相同，但精神负荷过重，长期郁闷、压抑都是其基本特征。从乳腺癌发病率的趋势看，城市多于农村，知识妇女多于一般职业女性。分析这种发病的特点，在去除生活环境、饮食习惯等因素的影响外，不难发现与这些女性的生活节奏快，精神压力大，经常处于紧张、焦虑的情绪状态之中相关。临床上也存在着一种现象，在发生乳腺癌的患者中，性格开朗、"想得开"的患者往往预后较好；而精神压力大，忧心重重的患者往往生存率低。

精神因素与癌症的关系越来越受到人们的重视。随着生物医学模式向"生物-心理-社会医学模式"的转变，精神因素与癌症的关系越来越受到人们的普遍重视。无论从预防还是从治疗的角度看，保持良好的心理状态、培养良好的心理素质、积极治疗各种心理创伤是预防乳腺癌和所有癌症，以及防治各种疾病的重要手段。

乳腺癌的肿块一般常见于什么部位

以乳头为中心，用横竖两条相互交叉的直线，可将乳房分为4个象限，即内上、内下、外上、外下象限。乳晕为单独的一个区。外上象限另有腋尾部，含有的乳腺组织最多，是乳腺癌最常发生的部位，50%的乳腺癌发生在此区。乳晕下区是乳腺导管汇聚部位，发生在这里的乳腺癌占总数的18%左右。发生在内上区的乳腺癌占15%，外下区和内下区的乳腺癌分别占1%和6%。从组织学上考虑，湿疹样癌易发于乳晕和乳头部位；导管内乳头状癌和腺癌其肿块常在乳晕区；硬癌、单纯癌和髓样癌则常在乳腺的边缘部位。

乳房里摸不到肿块却得了乳腺癌是怎么回事

临床上经常发现有些患者以乳头溢液、腋窝/锁骨下淋巴结肿大或乳房皮肤出现橘皮样皱缩等改变而就诊，尽管没有触摸到肿块，还是被诊断为乳腺癌而收入医院手术治疗。手术中和手术后的病理都证实，医生的诊断是正确的。

这种临床上触摸不到肿块的乳腺癌，在医学上被称之为"肿瘤的亚临床状态"，又称为"隐匿性乳腺癌"或"T0癌"。用一句通俗的话解释，就是癌肿已经在患者的体内出现，只是还没有长大到人们可以摸到的程度。

临床上尽管有大约80%的患者是以乳房肿块而确诊肿瘤的，但仍有20%的患者是以乳腺癌的其他症状而被发现的。例如：某些乳腺癌细胞在早期就侵犯了乳房韧带，可以在早期出现一侧乳头翘起而被诊断；部分导管腺癌的患者，可以是因乳头溢出血样液体而被诊断；还有一些低分化癌的患者，由于肿瘤出现早期转移的迹象，如在锁骨下区或在腋窝发现有肿大的淋巴结，经活检确诊为转移性腺癌而被诊断。

从理论上讲，只要在人体内发现癌细胞，就应该被诊断为癌症。而癌肿块是由许许多多个癌细胞构成的，当癌细胞组成的组织团块小于0.5厘米时，临床上不容易被触摸检查到，因而被称为癌的亚临床状态。亚临床状态，不等于不是癌，只是说在临床上还不能够通过一般的方法检查出来而已。

如何知道乳腺癌发生了淋巴转移

乳腺癌淋巴转移最常见的表现是局部淋巴结肿大、变硬、融合成团且固定。

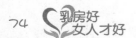

人体的乳房具有丰富的淋巴管网，在淋巴管网的汇集途径中，有重要的过滤结构——淋巴结，其担负着吞噬杀伤细菌和清除人体蜕化、衰变和破碎细胞的防卫清洁功能。人体一旦发生了细胞癌变，癌细胞脱落后非常容易进入淋巴回流中，而被淋巴结拦截，癌细胞停留在淋巴结。由于免疫方面的种种原因，癌细胞不能够被淋巴细胞杀伤，反而存活生长形成淋巴转移。

乳腺癌的淋巴转移，主要表现是腋淋巴结肿大、锁骨上淋巴结肿大和对侧锁骨上淋巴结肿大。在转移初期，淋巴结小而硬，触诊时可有"砂粒样"感觉。部分病例可触不到明显肿块，仅有腋窝或锁骨上窝"饱满"的感觉，少数患者可以有轻微疼痛等不适感。随着癌细胞的增殖，可越来越清楚地触及肿大的淋巴结，并感觉到"石头"一样的硬度。进一步发展，可出现多个肿大淋巴结相互融合成团，淋巴结的位置也完全固定。此时还可出现局部神经和静脉受压迫的症状和体征，如同侧上肢水肿或疼痛等。

在临床上，确诊淋巴结转移的重要方法是进行活组织病理检查。经过多年的探索，针吸活检被认为是最简便有效的方法之一，其次是完整的淋巴结摘除活检。而淋巴结部分切取活检则可能促进癌细胞转移和刺激局部浸润扩展，应当予以避免。

总之，无论是在同侧或对侧乳房发现肿块，一旦在腋窝和锁骨上窝发现有肿大坚硬的淋巴结，都应当及时接受专科医生的检查和诊断，必要时应当进行组织活检。

如何知道乳腺癌已转移到肺

乳腺癌的肺转移多由于血液循环途径形成。癌细胞随乳房静脉进入静脉血流，流经肺脏，在肺毛细血管中停留并生长，进而穿透血管壁，进入肺组织形成癌的肺转移灶。由于转移癌不直接侵犯肺的气道黏膜上皮，因此临床表现往往不同于原发性肺癌，在转移的早期多无临床症状和体征。多数患者只是在进行常规X线胸部摄片检查时，才发现在肺内有多发大小不等的结节样阴影，病变以双肺同时并发多见。临床上在排除其他感染疾患的情况下，结合乳腺癌原发灶表现即可以确诊。

乳腺癌肺转移的晚期常侵犯胸膜，可产生胸痛和胸腔积液；侵犯肺大支气管时，可产生干咳或痰中带血等症状；侵犯肺门或纵隔淋巴结时，可产生呼吸困难、进食有阻挡感等压迫症状；少数患者癌肿可压迫喉返神经，出现声音嘶哑。少数病例也可出现癌性淋巴管炎，在临床上表现为明显的咳嗽、气急、紫绀，早期X线无异常或仅有肺纹理增多，应注意与间质性肺炎相鉴别，以免误诊。

如何知道乳腺癌发生了骨转移

骨转移是乳腺癌血行转移中第二位常见的继发病症。骨转移早期，可以没有任何症状和体征。骨转移晚期，当癌细胞较大面积破坏骨组织，侵犯骨膜或形成病理性骨折时可产生剧烈疼痛。骨转移的疼痛常表现为部位固定、疼痛剧烈、进行性加重的特点。长骨转移时可形成病理性骨折；脊椎转移时肿瘤可突入髓腔或形成病理性压缩性骨折，最终压迫脊髓造成截瘫。

骨转移常见部位依次为：胸椎、腰椎、骨盆、肋骨、股骨等。多数为溶骨性病变，少数是成骨性改变。据文献报道，在临床辅助检查方法中，骨的放射性核素扫描较X线平片对骨转移癌的早期发现更为敏感，平均可提前3个月发现骨转移的征象。因此在乳腺癌患者出现持续性固定部位疼痛时，尽管X线平片可能并没有发现阳性改变，但只要骨扫描发现有转移征象，即可予以确诊。

对骨转移引起的癌性疼痛，放射治疗可达到比较满意的局部姑息止痛作用。由于骨转移是血行途径转移，在发现第一个病灶的同时已经有全身其他部位的转移播散（尽管尚未表现出来）。因此，骨转移一般不采取手术清除的方法治疗。

乳腺癌是不治之症吗

乳腺癌对任何个人和家庭都是可怕的消息。难道患了乳腺癌就是被判死刑了吗？有人统计了国内4396例乳腺癌的组织学类型、淋巴结转移与预后的关系，总的5年生存率639%，10年生存率449%，说明乳腺癌并不是不治之症。

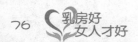

影响乳腺癌患者生存的直接因素是有无癌细胞的淋巴结转移和其他器官的远处转移。对于局限性的乳腺癌，通过彻底的手术切除可以达到治愈目的。乳腺癌的预后与乳腺癌发现时的病期有密切关系，病期愈早，预后愈好，特别是发现时处于很早期的乳腺癌，可以获得很好的临床疗效。国外的一组统计数字表明，观察382例Ⅰ期乳腺癌的10年无癌生存率为84%，其中肿瘤<1厘米者10年无癌生存率为93%；国内也有研究表明，直径<1厘米的微小乳腺癌在浸润以前的治愈率一般可达90%左右。

由此可见，乳腺癌并非像人们所想象的那样可怕，是"不治之症"，只要能够较早期的发现并予以适当的治疗，其中的许多病例是可以获得治愈。

乳腺癌治疗的原则

医学治疗的目的是消除疾病，恢复健康，延长生命。因而乳腺癌的治疗原则主要有以下三条：清除肿瘤，控制转移；延长生命，提高生存质量；恢复患者身心健康。

（1）清除肿瘤，控制转移。乳腺癌是乳腺上皮细胞发生了基因突变性病变，人体的免疫系统不能对其进行免疫识别、攻击杀伤和吞噬清除，只要在体内存留癌细胞，就会危及人的生命。彻底清除乳房病灶，不仅可以从根本上消除病变，而且是防止转移的有效手段。对于Ⅰ期、Ⅱ期和部分Ⅲ期患者优先选择手术和放疗是乳腺癌治疗的第一原则。

肿瘤生物学认为，即使肿瘤不对人体的任何重要脏器发生侵害，恶性肿瘤一旦增长10×10镑16镑～20镑或约1kg重时，人体由于肿瘤的寄生负荷也会发生死亡。所以手术和放疗消除肿瘤，对于某些晚期患者，可减少人体的肿瘤负荷，也是延长人体生命的重要手段。

（2）延长生命，提高生存质量。对于某些病期较晚的患者，或者由于种种原因不能接受手术或放疗的患者，接受内分泌、免疫、化疗、中药等全身治疗，有助于控制病情进展，提高机体生存质量，维持"带瘤生存"状态。延长生命是治疗乳腺癌晚期患者的最佳原则，也是医学的最高原则。

（3）恢复患者身心健康。对于某些早期乳腺癌患者，接受手术，特别是接受乳房根治术——大范围手术切除后，患者的女性形体美被残酷破坏了。为了使患者恢复到患病前的心理和生理状态，需要进行乳房再造术和其他心理治疗。

综合上述原则，乳腺癌在病变尚局限于乳房或区域淋巴结时，应以局部治疗如手术或放射治疗等为主，辅以手术前后的全身治疗，如临床Ⅰ、Ⅱ期及部分Ⅲ期病例。而当病灶广泛或已有全身或远处转移时，则应以全身性治疗为主，局部治疗仅作为配合，为患者争取较长时间低痛苦的"带瘤生存"期。对于某些早期乳腺癌患者，应当考虑到手术后的乳房再造问题。

何谓湿疹样乳腺癌

湿疹样乳腺癌或称为"派杰氏（Paget's）病"，是发生在乳头部位的恶性肿瘤，是一种特殊类型的乳腺癌。比较少见，约占乳腺癌总数的0.7%～3%。由乳头表皮细胞原位恶变而来，与深部乳腺组织的癌瘤无关，因而又称为"乳头癌性湿疹"或"乳头湿疹样癌"。

临床表现很像慢性湿疹。多数病人常以乳头局部奇痒或轻微灼痛而就诊。可见病人的乳头、乳晕部位皮肤发红，轻度糜烂，有浆液性渗出而潮湿，有时还覆盖黄褐色鳞屑状痂皮，病变皮肤变硬、增厚，与正常皮肤分界清楚。乳头和乳晕的皮肤糜烂经外敷药物处理后，可一时好转，但很快又复发。鉴别诊断主要依靠病变部位皮肤的病理组织活检（应做多点的活检取材）。典型病例的乳头溢液涂片做病理观察时，可以找到发生恶变的Paget's细胞。由于本病在早期与慢性湿疹和接触性皮炎较难鉴别，因此对乳头、乳晕的慢性皮肤病变，经2周以上治疗无明显好转或虽好转但反复发作的病人，应高度警惕。

由于湿疹样乳腺癌的自觉症状突出，尽管在发病早期不易鉴别，但其就诊和接受抗癌治疗的时间往往早于其他类型乳腺癌。病变开始于乳头、乳晕区皮肤，缓缓蔓延，往往确诊时病变较为局限，很少发生转移。一般采取简化根治切除术治疗，预后良好。

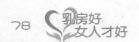

何谓炎性乳腺癌

炎性乳腺癌是乳腺癌发病过程中的一个特殊病变，可发生于各种类型的乳腺癌中，无病理组织类型的特殊性。病理组织学研究认为，这种乳腺癌的继发炎性病变是由于癌细胞浸润到真皮下淋巴管，引发淋巴管阻塞和继发炎症。炎性乳腺癌以侵犯淋巴管道为主要表现，转移概率高，是局部晚期乳腺癌中预后最恶劣的一类。发病率占所有乳腺癌的1%～10%，我国报告显示约占乳腺癌的0.9%。

炎性乳腺癌往往发病急骤，患者多数以乳房皮肤的红、肿、热、痛、压痛等乳腺炎性症状而就诊，仅有50%左右患者自述伴有肿块。炎性乳腺癌的体征，常见乳房弥漫性或局限性皮肤硬化、变厚、表面不平，皮肤水肿似橘皮样，可有卫星结节。皮肤最初呈粉红色，很快变成瘀血样紫红色，呈丹毒样改变。乳房迅速增大，皮肤温度增高，触之韧感，常见乳头干裂、结痂和内陷。

炎性乳腺癌的转移发生率高达30%～40%，因此此类型乳腺癌患者的预后不好。单纯手术治疗的5年生存率低于10%，中位生存期为12～32个月。单纯放疗或放疗加手术治疗的中位生存期也仅为4～29个月。单纯激素治疗的中位生存期也未见明显延长。无论放射治疗或手术治疗，大多数患者在诊断后几个月内均死亡于远处转移。为此，医学专家设计了综合治疗方案：诱导化疗——局部治疗（放疗或手术）——全身化疗。近年研究表明，化疗加大剂量放射治疗炎性乳腺癌，3年生存率提高到30%～50%。化疗加外科手术治疗加放疗的5年无瘤生存率为22%～48%，平均生存25～56个月以上。

随着医学科学研究的进展，自体骨髓移植技术的临床应用，使超大剂量化疗随行自体骨髓移植方案投入炎性乳腺癌的治疗，大大提高了生存率。

为何有时会两侧乳房同时生癌

一个人的双侧乳房同时或先后发生乳腺癌时，临床上称之为双侧乳腺癌，包括：双侧原发性乳腺癌、转移性双侧乳腺癌。

乳房是人体的成对器官，双侧乳房处在同一机体的内环境中，同时、同样地受到各种致癌因素的影响。当一侧乳房发生癌变时，另一侧也相应具备了癌变的高度危险性。此外，双侧乳房之间有丰富的淋巴管相互沟通，癌细胞较容易转移。因此双侧乳腺癌可以是同时或先后患癌，也可以一侧患癌后又转移到另一侧。

临床上鉴别到底是"原发性"或"转移性"双侧乳腺癌比较困难，主要的鉴别手段依然靠病理组织学的观察，鉴别两侧乳房癌组织的细胞病理形态（分化程度、肿瘤周边表现等）是否相似。

目前公认的可以影响患第二原发性癌肿的流行病学因素包括：① 癌症患者患第二癌的易感性增加：发生了第一癌症，说明该病人已经在致癌因素和促癌因素影响下发生了细胞基因突变，其发生第二癌的概率是正常人的11倍。② 家族遗传倾向：第二原发癌有更高的家族聚集倾向。③ 抗癌治疗方法的致癌性：大量的统计数据表明，放射治疗可以引起对侧乳腺癌，同时可以引起甲状腺等相关部位的癌肿，化疗可以增加恶性淋巴瘤的发病率等。在抗癌治疗过程当中，对于某些病人来讲也在同时受到致癌因素的影响。因此控制抗癌治疗的时机和治疗尺度，防止过度治疗是必要的。

当前，双侧乳腺癌的治疗依然是以手术切除为主的综合治疗。特别是对一侧乳房患癌，而对侧乳房也发现包块时，应持积极态度处理。对于女性癌症患者，经常性的乳房自查更为必要。

妊娠期或哺乳期也会得乳腺癌吗

乳腺癌发病在妊娠期和哺乳期内的称为妊娠哺乳期乳腺癌。肿瘤生物学研究数据表明，乳腺癌由单个细胞突变开始至发展到能够被发现的大小（＞5毫米）时，一般需要数年的时间。因而妊娠哺乳期乳腺癌的概念，确切说应当是乳腺癌在增殖发展中"巧遇"到了妊娠期和哺乳期。

任何妇女都可能在妊娠期和哺乳期患乳腺癌（或者是患乳腺癌后又发生了妊娠和哺乳），由于这种"巧合"的机会不多，因此妊娠哺乳期乳腺癌在临床上比较

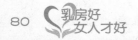

少见，约占全部乳腺癌病例的5%，发病年龄平均为35岁（生育高峰年龄段）。

妊娠及哺乳期乳腺癌的发病特点。在妊娠、哺乳期，女性体内激素分泌旺盛，性激素水平大大高于平常状态，促使癌细胞增殖活跃，表现出癌的发展更为迅速。另一方面，妊娠、哺乳期的女性乳房在孕激素和催乳素的作用下出现生理性增生肥大，常常使癌肿块包裹其中不易于被发现，或被误诊为乳腺炎性肿块或良性肿瘤而延误治疗。由于在妊娠、哺乳期乳腺癌细胞增殖迅速，癌肿不易被发现，女性又常因体内激素水平增高而自我状态良好，因而多数病人就诊时已属晚期，据统计腋淋巴结转移率高达80%。

妊娠、哺乳期乳腺癌的治疗同于乳腺癌的一般处理原则，所特殊的是如何处理抗癌治疗与妊娠、哺乳的关系。一般的原则是：

（1）妊娠期乳腺癌：① 在妊娠末期（孕期28周以后），可在剖宫产或分娩后再进行乳腺癌的抗癌治疗。在胎儿出生前应尽量避免应用对胎儿有影响的抗癌治疗。② 妊娠早、中期，应及时终止妊娠，及早接受抗癌治疗。如果患者坚持拒绝终止妊娠，可以考虑先期采用乳腺癌单纯手术治疗，必要时可以考虑应用放疗，抗癌化疗会影响胎儿发育造成畸形，列为禁止。③ 乳腺癌治疗后要求生育时，为了避免发生抗癌药物对胎儿致畸的问题，应在抗癌治疗完全停止后再间隔2年以上时间为好。

（2）哺乳期乳腺癌：一旦乳腺癌诊断确立，应立即停止哺乳。回乳时忌讳用女性激素或芒硝热敷，以防癌细胞转移和扩散。可用中药生麦芽60g、炒麦芽60g，沏茶频饮，一般在1周内可以达到回乳的效果。回乳后，即可接受乳腺癌治疗。个别患者可在回乳期接受手术前化疗。

随着我国计划生育国策的贯彻实施，妊娠、哺乳期乳腺癌的发病率在我国处于下降趋势。女性在妊娠期和哺乳期的乳房保健和自我检查是十分必要的。在此期间一旦发现有乳房肿块，应及早请有经验的医师检查，以免贻误治疗。

经行乳胀是如何发生的

每逢经前，或适值经期，或月经过后1～2天内出现乳房或乳头胀痛，连及胸胁腋下，触之加剧，甚则不能触衣，影响正常工作，生活与学习者，称为"经行乳胀"。如果月经将来之时，乳房轻度胀痛，经行之后则自解者，可不作病论。

本病主要责之于气机不畅，痰瘀阻滞，脉络欠通，或肝肾精亏。

（1）肝郁气滞：情志不舒，肝气郁结，气机不畅，乳络郁滞，故见经行乳胀。

（2）血瘀阻络：肝气郁结日久，气滞则血凝，气血瘀滞，阻塞乳络。经前气血充盛，血脉壅滞，以致乳房气血运行不畅而成本病。

（3）肝郁脾虚：郁怒伤肝，肝气横逆，侮犯脾土，脾运失常，升降失司，脉络不和，发为乳胀。

（4）肝肾阴虚：素体阴虚，或久病精亏，经行阴血下注血海，精血益亏，水不涵木，肝失所养而胀痛。

（5）痰湿阻遏：素体痰湿壅盛，或脾虚失运，水湿内停，凝练为痰，阻遏乳络，经脉不畅，而发为乳胀。

经行乳头痒痛是如何发生的

妇女月经来潮前后或值经期，出现乳头瘙痒难忍，或疼痛不可近衣，经净后逐渐缓解者，称为"经行乳头痒痛"。乳头属肝，所以本症主要责之于肝。引起本病的主要原因为气滞血瘀和气血不足。

（1）气滞血瘀：情志损伤，肝郁气滞，血行不畅，瘀结乳头，经行之际，气血旺盛，瘀滞加剧，从而引起本症。

（2）气血不足：行经之后，阴血下泄，气随血损，肝血不足，脾气亏虚，乳头失于气血滋养，或血燥生风而出现痒痛。

第四章

完成女人一生最重要的
使命——哺乳

乳汁是如何产生的

　　乳汁由乳腺的腺泡细胞所分泌。乳汁的分泌需要垂体前叶分泌细胞产生的催乳素的作用，而乳汁的排出则有赖于垂体后叶神经分泌细胞产生的催产素的作用。当然，在乳汁分泌的调节过程中，还有雌激素、孕激素、生长激素、甲状腺素、肾上腺皮质激素、胰岛素等许多激素的共同参与。此外，乳母的营养物质摄入情况及乳母的情绪状况等都会对此产生一定程度的影响。

　　胎儿娩出后，女性雌激素、黄体素分泌骤然减少，垂体前叶分泌的催乳素大量增加，催乳素直接作用于乳腺腺泡膜上特异性受体，通过腺苷酸环化酶与cAMP-Pk系统，使与乳汁生成有关的酶经磷酸化被激活，促进乳汁蛋白质的合成，包括 α -乳白蛋白的合成以及乳糖及甘油三酯的合成，以保证乳汁的合成与分泌。而在分娩后，垂体后叶神经分泌细胞分泌大量催产素，它作用于乳腺导管的肌上皮细胞和乳房周围的肌细胞，当肌上皮受到刺激时可诱发其收缩，从而将原存于腺泡中的乳汁输送到乳腺导管出口处，并出现"射乳"。催产素的不足将使已合成的乳汁在腺泡内潴留，进而压迫乳腺腺泡上皮，抑制乳汁的合成与分泌。

　　乳汁分泌及排出的过程是腺泡上皮大部分呈顶浆分泌，即腺上皮细胞向腔内突出部分，含乳汁各种成分，分泌时一起脱离细胞，游离至腺腔内，即为乳汁，脂类多通过此种方式。部分乳汁为开口分泌方式，即分泌物由腺细胞浆内排出至腺腔内，不伴细胞脱落，蛋白质多通过此种方式。水及无机盐多通过弥散及渗透。分娩后2～3天开始分泌乳汁，即初乳。初乳较稀薄，水样透明，略有粘性。初乳中含有大量蛋白质及脂肪，其中，有充满脂肪滴的巨噬细胞，称为初乳小体，哺乳开始后即消失。以后逐渐变为成乳，呈乳白色，不透明液体，可见细微脂肪球，亦可见乳腺上皮细胞及白细胞等。

　　由于婴儿的吸吮，刺激了乳头内的感觉神经末梢，从而诱发动作电位，并沿脊髓上行达下丘脑，使垂体分泌催乳素及催产素。婴儿的反复刺激可使上述激素分泌持续发生。因此，规律的哺乳可维持数月至数年。一旦婴儿的吸吮停止，泌乳随即减少或停止。在授乳的动物中，如接受双侧肾上腺切除，泌乳很快减少；

乳房好
女人才好

再注射皮质激素，则泌乳又可恢复。同样，甲状腺素、生长激素、ACTH等对泌乳的发生与维持均有十分重要的作用。此外，胸腰间脊髓横断以后，或乳腺区的脊髓神经被切断以后，也会使泌乳停止。大量的外源性雌性激素的摄入亦可能终止泌乳，如临床使用大剂量的雌激素作为回乳药可终止哺乳。哺乳期母亲的焦虑、烦恼、恐惧、不安等情绪变化，也会通过神经反射而影响乳汁的分泌与排出。乳母的营养状况不良，也会使乳汁分泌减少，如有些母亲因为害怕体形过胖而拒绝食用富含营养物质的食物，拒绝进食汤汁，甚至节食减肥，那必然会使乳汁分泌量减少甚至停止分泌乳汁。

乳汁分四种

　　按照乳汁产生的先后，乳汁可以分为四种。

（1）初乳：

- 分娩后7天内分泌的乳汁为初乳。初乳是透明、黄色或淡黄色，外观是稀薄、发黏，量少，但量高、营养好。
- 富含丰富的免疫球蛋白。
- 富含丰富的维生素，特别是维生素A、维生素C。
- 含有较少的脂肪和乳糖，更适合新生儿吸收。
- 含有大量的生长因子，尤其是上皮因子，能促进新生儿胃肠道、肝脏及其他组织是上皮细胞迅速发育成熟。
- 有轻泻的作用。

　　（2）过渡乳：产后7~14天分泌的乳汁称之为过度乳。颜色逐渐变白，奶量不断增加，蛋白质逐渐减少，脂肪、乳糖逐渐增加，是初乳向成熟乳的过渡。

　　（3）成熟乳：产后14天~9个月分泌的乳汁，乳汁呈白色，蛋白质不再下降，脂肪和乳糖增加到最高限度，各种营养成分比较稳定。

　　（4）晚乳：产后10个月以后分泌的乳汁。奶量和营养成分逐渐减少。

母乳是宝宝最好的食物

母乳含有婴儿生长发育所需要的各种营养物质。尽管科学家与营养学家不遗余力地改良乳制品，使其营养价值尽量接近母乳，但始终无法取代母乳的地位。

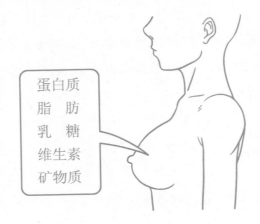

蛋白质
脂　肪
乳　糖
维生素
矿物质

(1) 母乳与牛奶的营养对比有以下特点

 母乳以乳蛋白为主，遇到胃酸后形成凝块小，利于消化，牛奶以酪蛋白为主，遇到胃酸后形成的凝块较大不易于消化。母乳中蛋白质虽然比牛奶中少，但却是最合适的。同时母乳中的蛋白质还有抑菌作用、提高叶酸、维生素 B12、维生素 D 的利用率。

 母乳含有较多的牛磺酸，促进大脑的发育，对神经的传导、视觉、机能的完善、钙的吸收有良好的作用，它主要通过肝脏合成，新生儿的肝脏发育不完善不能合成，需要以食物添加。

 母乳里脂肪球较小，且含有各种消化酶，有助于脂肪的消化；母乳中脂肪的数量及种类都比牛奶高，特别是必需脂肪酸和 α－亚麻酸及其衍生物二十二碳六烯酸（DHA）对婴儿智力发育至关重要。

 母乳里乳糖含量高且主要以乙型乳糖为主，它有间接抑制大肠杆菌生长的作用，牛奶以甲型乳糖为主，它能间接促进大肠杆菌生长的作用。

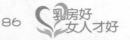

矿物质 母乳里的钙磷比例为2：1，最适合宝宝的吸收，牛奶的钙磷比例为1：2，不易于宝宝的吸收。

 微量元素 母乳里的微量元素比较丰富且吸收率较高。

 抗体 抗体是母乳中特有的成分，在宝宝的免疫系统未发育完全时，可以抵御疾病和抗过敏。

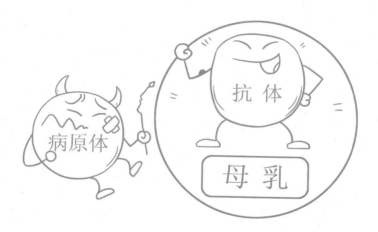

（2）母乳喂养对宝宝的好处

● 安全、经济、方便：不需消毒、不需加热。

● 提高宝宝的免疫力，减少感染性疾病的发生：母乳中的抗体可以保护宝宝，特别是可以防止呼吸道和消化道的感染。

● 减少过敏的发生：因为配方奶粉容易产生过敏，而母乳是宝宝的天然食品，所以可以减少过敏的发生。

● 营养丰富且易消化吸收。

● 提高宝宝的情商和智商。

● 宝宝长的更漂亮。

● 促进母子感情。

● 减少宝宝成年后患心血管、

　肥胖症的概率。

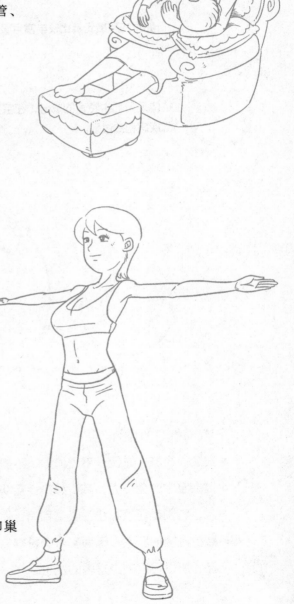

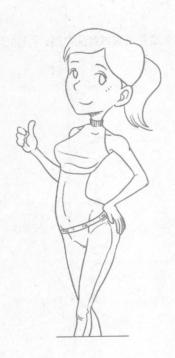

(3) 母乳喂养对妈妈的好处

　　● 促进乳母的康复。

　　● 有助于产后恢复体型。

　　● 减少乳母患乳腺癌、卵巢

　　　癌的发生率。

　　● 延迟更年期的到来。

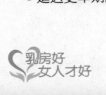

寻找母乳不足的原因

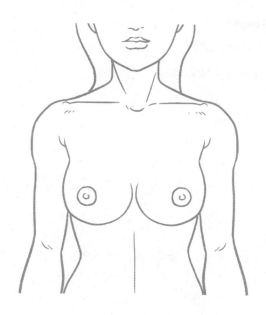

（1）假性乳少

① 心理因素

- 产妇分娩时心理、体力消耗很大，疲劳或因
  会阴切开术、剖宫产造成切口疼痛而使
  产妇得不到充分的休息，心情急躁，
  影响乳汁分泌，使射乳减少。

- 部分产妇由于产后激素的突然
  改变或出生的婴儿不是自己期
  盼的性别而出现产后忧郁。

- 有些年轻产妇因担心母乳喂养后乳
  房形状改变，影响身材美观而拒绝哺

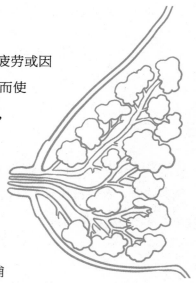

乳，对泌乳产生负面心理暗示而减少泌乳。

② 不正确的哺乳姿势。

③ 过早大补，乳汁黏稠，不下。

④ 大龄产妇，输入管淤积堵塞。

⑤ 乳头或导管发育不良，排乳不畅，乳汁淤积。

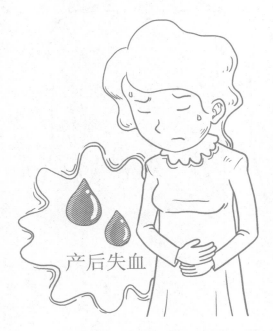

注意：务必分清真假性，方可对症治疗。

（2）真性乳少

气血两虚，表现为乳房松弛、奶水稀少、清透，说话有气无力，精神不振，部分是由于剖宫产失血引起。

乳房好
女人才好

母乳喂养八建议

母乳喂养不论是对新生宝贝的成长发育，还是对于新妈咪的身体恢复都有好处，新妈咪也希望产后能够用自己的乳汁哺喂宝贝。但在实际生活中仍然有许多妈咪遇到一些难题，怎样成功进行母乳喂养，新妈咪既要有充足的信心，又要掌握正确的方法。

（1）分娩后尽早开奶

产后30分钟即可开奶，新生儿与妈咪同室、同床，以便以不定时、不定量的哺乳原则按需喂养，使宝贝得到最珍贵的初乳。虽然新妈咪可能身心疲惫，乳房也不感到胀，但一定要及早让宝贝吸吮乳房，以免失去最佳时机。

（2）保持心情舒畅

焦虑情绪所产生的激素，会影响乳汁的正常分泌，造成恶性循环。所以，当出现母乳分泌问题时，家人要及时宽慰新妈咪，不要再施加心理压力。妈咪自己也要学会调节心理，放松心情，着急只会使情况更糟。

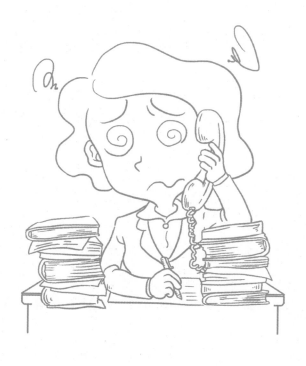

（3）学会了解小宝贝

新妈咪因为没有育儿经验，往往宝贝一哭就手忙脚乱，总认为是饿了。其实宝贝哭，即便是频繁地寻找奶头，也并不一定就是因为饿了。当宝贝哭起来，先不要急着喂，看看他是不是有其他的要求，比如："需要母亲的怀抱。即使是新生儿，也非常渴望母亲怀抱着自己，感受母亲的肌肤和体温，那会让他感到十分安全。"，"尿布湿了，非常不舒服。"，"环境温度过高、过低或过于嘈杂；或者是穿得太多（少），感觉太热（冷）了。"，"身体不适，可能是吃奶时肚子里进了气等"。妈咪心神不定或心情烦躁，导致小宝贝也焦躁不安。

（4）不要过于拘泥于时间表

"定时哺喂"并不适用于新生儿，应该提倡"按需哺喂"。母乳本身比奶粉容易消化，母乳喂养的宝贝吃奶次数比奶粉喂养的频繁。经常有这样的情况，宝贝吸着吸着小嘴松开了乳头，可能是吸累了或其他原因，但妈咪以为是吃饱了，就将他放回小床。不一会儿宝贝又醒了，哭着要吃，这个时候如果坚持"定时哺喂"的观念，就会陷入困境，不仅使宝贝不能及时满足，还会使妈咪情绪紧张，又会影响乳汁分泌。所以建议在产后一两个月，只要宝贝饿了，就应当给他喂奶，此阶段及时满足比培养好习惯更重要！

（5）耐心等待

母乳的分泌确实因人而异。乳汁的分泌是在垂体激素的催乳激素作用下开始的，但它功能的发挥会受从胎盘排出的一些激素的抑制，一旦这些抑制降低或消除，乳汁分泌就不成问题了。有些新妈咪可能会持续几天受这种抑制激素的影响，新妈咪需要树立信心，耐心等待。坚持让宝贝吸吮乳头，不要以为这是在做无用功，这样做的目的是保证对乳腺的刺激，坚持几天就会有奶的。

（6）营养睡眠两不误

分娩后注意饮食全面，以保证"奶源的优质"。在整个哺乳期间，母体日摄入能量不应低于5000焦耳，如果低于这个数乳汁分泌量将会大大降低。多喝一些能催乳的汤类，如炖排骨汤、炖鸡汤、炖猪蹄、豆腐汤、青菜汤等；在两餐之间最

乳房好
女人才好

好饮水或其他饮料。如果少奶或无奶，千万不要轻易放弃，不妨请医生推荐一些催乳特餐或药膳。

优质母乳必需的营养物质包括：

- 充足的碳水化合物：妈妈和宝宝能量的来源。米、面、杂粮、土豆、番薯等含有丰富的碳水化合物，哺乳期间要比平日多吃些。

- 优质的蛋白：蛋白质是宝宝生长、发育的基础。鱼、禽、肉及动物内脏、蛋、奶及豆制品等可以提供优质的蛋白质。

- 适量的脂肪：脂肪不但可以提供能量，还可以提供脂肪酸，参与婴儿的大脑发育。

- 足够的矿物质：瘦肉、血豆腐、肝等含铁的食物可预防乳母贫血；牛奶、豆类、芝麻酱等含钙食物促进宝宝骨骼的生长发育；海带、紫菜等海产品可以提供碘。

- 必需的维生素：深绿色、黄红色蔬菜及水果，可提供维生素A；适当的晒太阳可补充维生素D；瘦肉、蛋、肝、粗粮、蘑菇等可提供维生素B；新鲜水果特别是鲜枣、山楂、猕猴桃等富含维生素C。

母乳妈妈需要当心的食物

食物	可能症状	专家点评
圆白菜、洋葱、大蒜、黄瓜等蔬菜	打嗝；情绪易怒。症状通常会持续一天以上，之后自行消失。	圆白菜、洋葱、大蒜、花椰菜等蔬菜含一定的膳食纤维，由于婴儿胃肠道功能尚不完善，不宜直接摄入这类蔬菜，但是摄入适量的蔬菜对于补充乳母的维生素含量及预防便秘方面有一定的效果。
牛奶制品（牛奶、奶酪等）鸡蛋、小麦、玉米、鱼、大豆、花生等	腹泻、皮疹、打嗝、流鼻涕、咳嗽或者局部充血等过敏症状；情绪上会易怒。	有家族过敏史的新生儿母亲应在哺乳期避免食用牛奶、鸡蛋、鱼、花生、坚果等；当然无过敏史的乳母则需补充适量的牛奶及优质蛋白以满足机体营养需要。

食物	可能症状	专家点评
橙子、柚子、桔子等	这些水果具有刺激性。可能会导致宝宝呕吐、腹泻、皮疹、流涕等症状。	橙、柚、桔等水果富含维生素C，对于乳母补充维生素有一定意义。至于其刺激性则因人而异，不同体质的人有不同的反应，生活中可视具体状况而定。
巧克力	巧克力含有可可碱，可能对宝宝的胃产生刺激。可能出现腹泻等症状，并且易怒。	如乳母过多食用巧克力，对婴儿发育可能会产生不良影响：巧克力所含的可可碱可能会伤害婴儿的神经系统，并出现肌肉松弛，排尿量增加等，导致婴儿消化不良，睡眠不稳；另外，进食过多的巧克力还会影响食欲，造成乳母营养摄入不足。

　　妈妈吃的食物经过消化进入到母体的血液循环，其中一部分会进入乳汁中。虽然这个量是相当微小的，但是对于刚刚出生不久身体很敏感的宝宝来说，已足以对他们产生影响。除了辣椒、咖啡这种很刺激的食物之外，还有很多看上去很安全的食物也可能会影响到乳汁质量，导致宝宝产生一些反应。

　　休息好、保证充足的睡眠也是促进乳汁分泌的一个重要因素，新妈咪在照顾小宝贝的同时，要学会抓紧每时每刻睡上一会儿。

　　(7) 母乳不是万能的

　　母乳是新生儿最好的食物，但并不是说吃了母乳就万事大吉了。宝贝也会出现这样那样的"情况"，比如看上去不如其他的孩子胖，或长得有些慢，这不一定就是母乳的过错。应该细心观察，找原因、想办法。

　　(8) 不要过于担心宝贝

　　新生儿在吃奶时经常会睡着，这是正常现象。一般在刚开始喂奶时，宝贝是不会睡觉的。当他逐渐吃饱后，就会减慢吸奶的速度，渐进梦乡。因此不用担心他吃得不够量。为了避免吃奶时睡觉，妈咪喂奶时，一定要和宝贝有情感交流。

如面带微笑，用慈爱的目光注视着他，轻轻抚摸他的小手和头发，拉拉小耳朵，和他亲切地对话（尽管他听不懂）。这时，他会注视着母亲，自然就不会睡觉了。

　　健康的足月新生儿一般2~3小时喂奶一次，最初每次吸吮时间不超过5分钟，然后逐渐增长。若每次哺乳后宝贝能安静，并且每周的体重增长正常，就说明吃饱了。孩子一旦吃饱，多给一口也不会吃的，而如果没有吃饱，一定会哭叫以示抗议。

避开母乳喂养的误区和禁忌

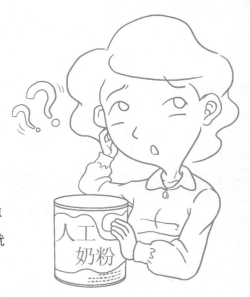

　　误区一：人工奶粉可以代替母乳：牛奶和配方奶粉无法与母乳相比。

　　误区二：产后越补越好：过度的营养反而不利于乳汁的分泌，导致乳汁粘稠淤滞，甚至可以造成乳腺炎。应该科学饮食。

　　误区三：越早给宝宝混合喂养越好：过早和过度给宝宝喂养人工奶粉，宝宝吸乳的机会就会减少，不利于母乳的分泌。

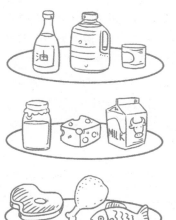

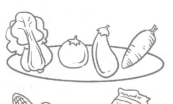

油脂

奶制品
豆制品

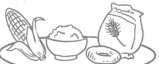

蔬菜

谷类

畜禽肉类

母乳喂养的三个禁忌

（1）忌哺乳前喂养。在母亲第一次喂母乳前给新生儿糖水或配方奶，称为"哺乳前喂养"。哺乳前喂养的严重性包括：① 新生儿不愿吃妈妈的奶。哺乳前喂养会使新生儿产生"乳头错觉"（奶瓶的奶头比母亲的奶头容易吸吮），另一方面，因为奶粉冲制的奶比妈妈的奶甜，也会使新生儿不再爱吃妈妈的奶，造成母乳喂养失败。此外，新生儿得不到具有抗感染作用的初乳，人工喂养又极易受细菌或病毒污染而引起新生儿腹泻。② 母亲将身心受损。新生儿减少对母乳的吸吮，可使母亲产生一种错觉，误认为自己奶水不够，造成心理压力。一旦新生儿抵制母乳，母亲很容易形成失落感和挫败感，且新生儿不愿吃母乳，乳母易发生奶胀和乳腺炎。

（2）忌轻易放弃哺乳母乳，母婴之间的血脉纽带。母乳的好处人尽皆知，妈妈们也都清楚母乳喂养对孩子的发育有极大帮助。宝宝拒绝母乳的可能性包括：

诱因	临床表现	解决办法
1. 患病	新生儿除了拒绝吃奶外，还伴有呕吐、腹泻、黄疸、痉挛	这时应将新生儿带到医院就诊
2. 鼻腔或口腔有问题	如新生儿感冒引起鼻塞，或口腔内患鹅口疮	鼻塞应该疏通鼻腔；鹅口疮可用制霉菌素或龙胆紫涂在小儿口腔内，每日 3 次
3. 吸乳能力差	体重低于 1800 克的新生儿，可能发生吸吮困难	可以将挤出来的奶用杯和匙喂给新生儿，直到新生儿吸吮能力增强为止
4. 新生儿和母亲分开过	新生儿出生后由于母亲生病或上班，使母婴分开一段时间，可能会出现新生儿拒奶情况	根据宝宝的脾性，以妈妈的耐心和爱心，尝试在各个时间段、各种环境中唤起孩子对母乳的渴望

（3）忌生气时哺乳。人体在生气发怒时，可兴奋交感神经系统，使其末梢释放出大量的去甲肾上腺素，同时肾上腺髓质也过量分泌肾上腺素。这两种物质在人体如分泌过多，就会出现心跳加快、血管收缩、血压升高等症状，危害乳母健

康。母亲经常性地生气发怒后，体内就分泌出有害物质。若"有毒"乳汁经常被婴儿吸入，会影响其心、肝、脾、肾等重要脏器的功能，使孩子的抗病能力下降，消化功能减退，生长发育迟滞。还会使孩子中毒而长疖疮，甚至发生各种病变。

正确哺乳的姿势

哺乳的姿势有三种，妈妈可以根据您和宝宝的情况来选择最适合的姿势。

（1）摇篮式

这种姿势适合在公开场合给宝宝喂奶。妈妈端坐在凳子上，把宝宝的头放在右臂的弯曲处，让宝宝平躺着，宝宝嘴巴位置与妈妈的乳晕大体平行，胸部、腹部、膝盖都朝向妈妈，让宝宝的下臂（即左臂）环绕妈妈。喂奶时，不要让宝宝的鼻子埋在妈妈的乳房里，但也不能让宝宝的头和颈过度的伸张，造成吸吮、吞咽困难。

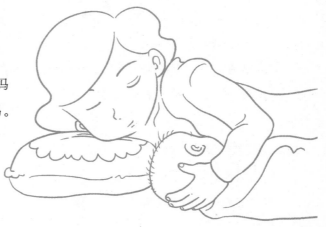

（2）侧卧式

这种适合需要休息的妈妈，特别是剖宫产的妈妈。妈妈向右侧躺着，让宝宝的嘴和妈妈右边的乳房平行，用右臂抱着宝宝。注意千万别压着宝宝的手臂。

（3）抱足球式

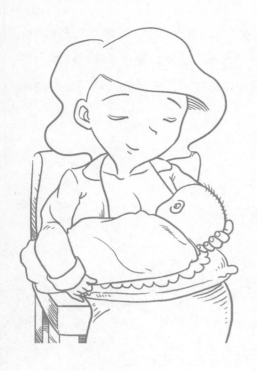

这种喂奶方式对宝宝体形较小、妈妈乳房较大者适用。把宝宝抱在右臂下，右手托着宝宝的头和颈部，宝宝面向着妈妈，紧挨着妈妈的身体，妈妈用左手固定住右乳房，放进宝宝的嘴里，让他吸吮。

另外，在给宝宝喂完奶后，为了防止宝宝吐奶、溢奶，要将宝宝抱起，趴在妈妈的肩上，轻轻拍拍宝宝的后背，让宝宝打出奶嗝来，这样可有效的避免吐奶、溢奶的发生。

错误的哺乳姿势有：

（1）一手托宝宝的臀部，另外一手握住乳房。容易使得宝宝头部不稳。

（2）妈妈坐着，一手托宝宝头部，另外一手自然垂放，宝宝只吸住乳头，乳晕全在外面。一方面导致宝宝很难吸到足够的乳汁，一方面容易导致妈妈的乳头皲裂。

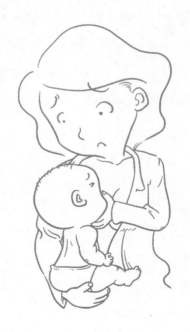

（3）妈妈站着，一手托宝宝头部，另外一手托起乳房，乳房盖住了宝宝的鼻孔，容易窒息。

总之，哺乳的姿势要点：

- 确保乳母放松舒适的体位。
- 宝宝的头、脖子与身体呈一直线。

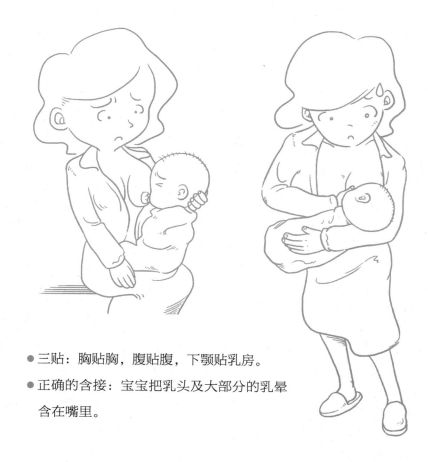

- 三贴：胸贴胸，腹贴腹，下颚贴乳房。
- 正确的含接：宝宝把乳头及大部分的乳晕
  含在嘴里。

为何不是哺乳期也会有"奶水"

前文我们已经谈到过这是由于下丘脑及垂体功能障碍，血中催乳素水平升高所致。那么，哪些原因会引起催乳素水平升高呢？除上述的垂体肿瘤、溢乳-闭经综合征之外，还可见于以下几种情况：① 子宫卵巢切除术后，特别是黄体囊肿切除术后，或中老年女性绝经后，由于卵巢激素对下丘脑垂体的抑制作用消失所致。② 甲状腺功能及肾上腺皮质功能亢进或低下等。③ 有些糖尿患者也有乳汁分泌现象，这是因为胰岛素也参与了乳汁分泌的活动。④ 长期服用某些镇静药物如氯丙嗪、奋乃静、甲丙氨酯等，抗高血压药物如利血平、α-甲基多巴，以及其他药物如甲氧氯普胺等，这些药物可直接或间接促使催乳素分泌及释放，从而出现溢乳，但一般可于停药后3~6个月恢复正常。⑤ 口服避孕药也会造成乳汁分泌，有些还可造成闭经，常于停止用药半年左右恢复正常。⑥ 经常的乳头局部刺激亦可引起乳汁分泌，如产后不合理的长期、持续性哺乳，老年人让孙辈长期吸吮乳头等，由于神经反射引起血中催乳素水平升高而溢乳。⑦ 异常的精神刺激以及创伤、手术等均可引起一过性垂体功能障碍而溢乳。

如果出现异常的乳汁分泌，在就医的同时还需注意，不要经常挤压乳头，看看还有没有乳汁出来，因为挤压乳头就像婴儿吸吮一样，对乳头是一个刺激，这种刺激会通过神经反射，继续使垂体前叶分泌催乳素而引起泌乳。所以，除非医生检查时作为诊断和判断疗效所必需，否则不要自行挤压、刺激乳头。

哺乳期乳房保健应特别注意些什么

哺乳期是一个特殊的生理时期，做好哺乳期乳房的保健，对母婴二人的健康均意义重大。哺乳期母亲需特别注意以下一些问题。

（1）哺乳期母亲应保证充足的营养，以满足母婴二人的生理需要，否则，可能造成少乳、缺乳，而影响婴儿的生长发育；亦可能使体内的脂肪消耗过多，形体消瘦，日后易造成乳房萎缩。

（2）哺乳期母亲应保持良好的精神状态，心情愉快，生活规律，睡眠充足，避免因各种精神刺激及不良情绪的影响，使乳汁分泌及排泄不畅。

（3）哺乳时，应尽量将乳汁排空，每次哺乳若婴儿不能完全将乳汁吸完，则应用吸奶器将其吸净，避免乳汁淤积，否则易引起细菌感染而致急性乳腺炎。

（4）哺乳时，左右两侧交替喂奶，避免因过多地喂某一侧而引起乳房不对称。

（5）哺乳时注意卫生保健，避免因积乳、外伤、乳儿咬破乳头等引起乳房部位的急性炎症；哺乳期母亲应避免接触苯、铅、汞、有机磷等有毒物质及X线、同位素等各种放射性物质，慎用或不用各种药物。

（6）哺乳过程中，应佩带柔软的棉布胸罩，因哺乳期乳房肥大，受重力的作

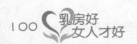

用容易下垂，胸罩能起到一定的固定、托起作用，从而防止乳房发生下垂；用棉布胸罩是因为可以防止化纤织品的纤维尘粒进入乳腺导管，避免由此导致的乳汁分泌、排泄障碍。

（7）哺乳时间不要超过1年，一般以6个月到10个月为宜，避免因哺乳时间过长而引起卵巢功能抑制，造成乳腺过度萎缩退化，且性欲减低。

母乳喂养对母亲的乳腺有何好处

我们现在大力提倡母乳喂养，那么，母乳喂养究竟有哪些好处呢？母乳喂养不仅对小婴儿有利，而且对母亲也是十分有利的。众所周知，母乳是婴儿的最佳食品，其营养价值高，富含抗体，容易消化吸收，且温度适中，食用方便而经济，对婴儿的健康成长发育十分有益。每100mg母乳中含有蛋白质1.2g、脂肪3.5g、糖7.5g，而且这些营养物质都是比较容易被人体消化吸收的。此外，母乳中还含有维生素D及钙、磷等无机盐成分，这些也是婴儿生长发育所必需的。特别是初乳，即在产后10日以内产生的母乳，内含丰富的营养物质及许多抗体，能帮助小儿抵御感染，是新生儿期最理想的食品。

除此之外，对母亲而言，哺乳有利于产后的子宫收缩复旧，对乳房有很好的保护作用。有学者认为，经哺乳后，体内催乳素水平会有较大幅度的下降，从而会有效地降低乳腺癌的发生概率。因此，母乳喂养可使母亲的乳腺终生受益。

哺乳会影响乳房的外形吗

很多女性都认为，哺乳会对乳腺的外形产生较大的影响，特别是有些"现代女性"因为害怕哺乳后会破坏乳房原有的形态，使得身材不美了，所以拒绝给小婴儿喂奶。其实，这是非常错误的。所谓的哺乳一定会影响身材恢复，影响乳房部的健美等，这种说法并不正确。

在哺乳过程中，母亲的体形可能仍较胖，这是因为，一方面是由于体内激素的作用，另一方面是由于哺乳时母亲的食量较大，才能满足母、婴二人的需要。但千万不要着急，一般来讲停止哺乳后几个月，身材便会渐渐恢复。当然母亲也要注意，在断乳后，应有意识地加强活动，经常进行身体锻炼，合理控制食量，少喝汤、少食高脂肪、高热量食物，您的身材肯定会很健美。

哺乳后，乳腺会发生一定程度的萎缩、退化，因此您会发现，乳房比起以前可能有些松软、下垂。这是因为哺乳后，结缔组织的增生不能完全补充哺乳期被吸收的间质，造成哺乳后的乳房不似未哺乳时那样坚挺，常呈悬垂状。为了防止乳房萎缩，应注意在哺乳期坚持佩带柔软而合体的胸罩，以托起乳房；哺乳时间不要过长，使乳腺适时复原；进行力所能及的身体锻炼，使胸部肌肉发达，乳房能得以支撑。

此外，还要避免因过多地用某一侧乳房喂奶，而造成在断乳后两侧乳房的不对称现象。

以上这几种情况可能是造成乳房"变形"的主要原因。只要避免以上情况的发生，注意哺乳期乳房的保健，相信您在经历了为孩子授乳而获得的初为人母的喜悦之后，还能拥有一对健美的乳房。

❞ 如何做才是正确喂奶

许多人以为，喂奶是女人的天性，每一个做了妈妈的女人都会喂奶。其实，喂奶是有许多"学问"的，要做到科学、正确地喂奶，也并不那么容易。

（1）正确的哺乳程序：哺乳宜在比较安静、整洁的室内进行。哺乳前用温开水将乳头、乳晕部擦洗干净，同时洗净双手，并用双手自乳房周边向乳头按摩，使乳管充盈，乳汁向乳头处汇集，婴儿能够很容易地吸吮到乳汁。母亲可取坐位、半坐位或侧卧位。应使小儿口含乳头及乳晕部，在小儿牙床的压力下吸出乳汁，如果只吸乳头，则乳汁不易吸出，而且易咬破乳头，产生疼痛，甚至引起感染而影响哺乳。喂奶时注意两侧乳房轮换，可将一侧的乳汁吸净后再喂另一侧；亦可在一侧的乳汁吸至一半时换至另一侧，然后再左右调换一次。倘婴儿吃饱后，仍未将乳汁吸空，则应用吸奶器将其吸净，以免乳汁淤积。喂奶过程中，注意避免将乳房堵住婴儿的鼻子而影响其呼吸。

（2）建立良好的哺乳习惯：新生儿时期喂奶时间可能很不规律，喂奶次数也较多，而且最好夜间也不要停止喂奶，一昼夜可喂奶12～15次。这是因为新生儿太小，吸吮力量不大，每一次只吃一点点就疲劳了，但过不了多一会就又饿了，所以不要硬性规定哺乳时间，应按需哺乳。但经过1～2周后，哺乳就应逐渐形成规律，不要随时想起随时喂，孩子一哭立即喂，这样孩子总是吃得半饥半饱，乳汁也无法充分生成，对孩子的生长发育十分不利。应定时哺乳，白天每3～4小时喂奶一次，夜间每6～7小时喂奶一次，稍大些的婴儿，可于睡前添加一次辅食后，夜间不再哺乳，使母婴均可充分休息。每次哺乳15～20分钟，不宜时间过长，更不宜养成孩子含乳而睡的习惯。

（3）适时添加辅食及断乳：母乳喂养至小儿4个月左右时，不论母乳量是否充足，均应添加辅食，如蛋黄、蔬菜汁等，以预防贫血，保证小儿成长发育所必需的营养物质。添加辅食应循序渐进，逐渐增加辅食的量及次数，不要一下子给孩子吃的太多、太稠厚，使小儿的胃肠一时无法适应，而引起消化不良。母乳喂养至小儿1周岁时，即应终止哺乳，因为此时的母乳已不能满足孩子生长发育的需要，而且哺乳时间过长，容易引起母亲生殖器官的萎缩，故应适时断乳。

（4）注意卫生，防止感染：哺乳期注意卫生保洁，是预防各种感染的关键。首先，母亲应注意饮食卫生，特别是夏季，不食用不新鲜及不洁食物，避免发生肠道感染。在哺乳过程中，每一次哺乳前均应清洁乳头、乳晕局部。在发现乳头、乳晕部有破损，或婴儿口腔及口唇周围有感染时，均应及时予以治疗，防止细菌进入乳腺导管而引起急性乳腺炎，或随吸吮进入婴儿胃肠道而引起胃肠道感染。乳汁淤积是造成急性乳腺炎的最重要的原因，所以，尽管我们已经在前文多次提及，在此仍予以强调，每一次哺乳应将乳汁排空。一旦出现乳汁淤积，乳房轻度作胀，但尚未形成炎症时，应注意休息，在乳汁淤积一侧做乳房部按摩，并可外敷皮硝或温毛巾热敷，然后用吸奶器将乳汁轻轻吸出，如此可以避免急性乳腺炎的发生。

哺乳期妈妈的食谱

　　哺乳期母亲的食谱应根据食物的营养含量及个人的口味而精心制定。有的母亲认为只有在坐月子时应好好营养，出了满月以后就无所谓了，因此，坐月子期间一天吃一斤鸡蛋，但出了满月以后，就与其他家人吃一样的饭菜了，不管其是否正在哺乳。其实，这是不正确的。坐月子期间是应增加营养，以帮助生殖器官的恢复，补充妊娠与分娩时的消耗，为分泌充足的乳汁创造条件。但是应科学地安排好产妇的膳食，食物中应有充足的热量、生理价值较高的蛋白质、丰富的无机盐和维生素以及充足的水分等，而在进食量上应掌握好，量要适宜，不是越多越好。在食物选择上也要合理，要营养均衡，不要偏食；在烹调方法及食物调配上应多样化，经常变化，且每餐要干稀搭配、荤素搭配。出了满月以后，不可忽视营养问题，而且应该与坐月子期间一样重视。因为婴儿的生长发育完全依赖于母亲的乳汁供给其各种营养物质，母亲的营养状况决定了乳汁质的好坏和量的多少，乳汁的质量又决定了婴儿的身高、体重及智力发育。随着婴儿月龄的增长，婴儿的食量逐渐增加，母亲乳汁的分泌量也相应的有所增加，至7个月时达到高峰，9个月以后逐渐下降。因此，为了满足婴儿一天天长大的需要，母亲膳食中的营养成分不仅不应减少，还应逐渐增加。那么，哺乳期母亲究竟应该吃些什么、吃多少呢？一般来讲，哺乳期母亲每日的泌乳量约为500～1000ml，多者可达2000ml以上。为了泌乳的需要，母亲每日应保证摄入3000～4000卡热量，而这些热量均需从食物中获取。因此，哺乳期母亲的营养应合理均衡，做到菜肴荤素搭配、粮食粗细搭配，应多吃些肉、鱼、蛋、奶、豆制品、新鲜蔬菜及时令水果。具体每日各种食物的摄入量约为：粮食0.5kg，肉类0.25kg，牛奶0.25～0.5kg，蛋2只以上，豆制品若干，蔬菜0.5kg，水果0.25～0.5kg。此外，还应服用适量的钙剂及鱼肝油。

　　为了保证乳汁的分泌量充足，哺乳期母亲宜多食带汤的炖菜，如炖母鸡汤、排骨汤、牛肉汤、猪蹄汤等。为了避免发生消化不良及胃肠道感染，宜少食煎、炸等不易消化的食品，少食凉拌菜及冷荤。哺乳期母亲食量应比孕期还大，且每日除三餐之外，还应有2～3次加餐。

产后乳少或缺乳应怎样治疗与调养

产后乳少是指产后乳汁分泌不足，不能满足小婴儿生长发育的需要；产后缺乳是指产后乳汁分泌甚少乃至全无。产妇除了乳少或缺乳之外，常有一些全身不适的表现，如乳房胀满、精神抑郁、胸闷纳差等，这是由于产妇的恼怒、忧郁、悲伤等情绪波动，使大脑皮层受到异常刺激，从而通过下丘脑对垂体分泌功能的影响，使催乳素分泌减少，乳汁分泌受到抑制。中医认为乳汁的正常分泌有赖于肝气的疏泄调达，如果产后情志不舒，肝气郁结，则必然影响乳汁的分泌及排出。也有部分患者伴有面色苍白，气短乏力，食少便溏等症状，则为产后气血亏虚所致，由于分娩造成的产创及出血，致使血脉空虚，产妇元气受损，乳汁无以化生，则产后乳少或缺乳。

产后乳少或缺乳的西医西药治疗，可用催产素每日0.5～2单位，皮下或肌内注射；亦可用催乳素每周100～200单位，皮下或肌内注射1次；或可用甲状腺素每日100～120ml，分2～3次服用，连续服用7～10天。由于中医中药对此有丰富的治疗经验及比较确切的疗效，故临床一般多采用中医中药治疗。如产后肝气郁滞者，可予疏肝解郁通乳之法，药用柴胡9g，赤白芍各12g，当归12g，制香附9g，通草6g，漏芦12g，王不留行12g，穿山甲9g，桔梗9g，瓜蒌9g等。产后气血亏虚者，可予益气养血通乳之法，药用党参12g，黄芪15g，当归12g，茯苓12g，白术9g，漏芦12g，王不留行12g，鹿角片9g，路路通9g，丝瓜络6g等。此外，产后乳少或缺乳还可用针刺乳根、膻中等穴位治疗，亦可采用乳房部理疗等。产后乳少或缺乳的母亲还可以通过食疗和药膳的方法来增加乳汁的分泌量。以下介绍一些从《药膳食谱集锦》中选取的食谱，您不妨一试。

（1）猪蹄通乳羹：猪蹄2只刮毛，洗净，通草5g，加水适量，小火清炖4小时。加食盐、葱、姜少许。每日佐餐随量喝汤数次。连吃数日，可补虚通乳，治疗产妇乳少。

（2）鲶鱼鸡蛋羹：500g鲶鱼1条去内脏，洗净，加水适量，煮汤。取鱼汤1小碗加热煮沸，卧鸡蛋2个，熟后，调食盐、姜、葱少许。一顿食用，每日2次，可治疗产妇乳少。

（3）花生炖猪蹄：猪蹄2只洗净，用刀划口，放锅中，加花生米200g，食盐适量，再加水以小火炖到熟烂，骨能脱掉时，即可。分顿连续吃肉喝汤，有养血益阴、通乳功效，可治疗产妇乳少、停乳。

（4）黑芝麻盐：黑芝麻50g，食盐25g，同放入锅内，将芝麻炒熟，待冷后，用擀面杖擀成细粉。可做馅，或蘸食，可补虚通乳，治疗产妇乳少或停乳。

此外，民间的"鲫鱼汤下奶"之说也是有一定道理的，方便实用，也可以采用此方法。

产后漏乳应怎样调养

漏乳即产后乳汁自出，是指产妇在哺乳期间，乳头不经婴儿吸吮而乳汁自行流出者。可能与催乳素的分泌量或节律的异常有关。中医认为，产后乳汁自出多为产后气血虚弱，不能固摄所致；亦可由产妇肝气不舒，肝郁化热，迫乳自流而出。治疗上对于气血虚弱，不能固摄者，应予益气养血固摄为法，药用党参15g，黄芪30g，茯苓12g，白术9g，当归12g，白芍12g，五味子9g，生牡蛎30g（先煎）等；对于肝气不舒，肝郁化热者，可予疏肝清热之法，药用丹皮9g，山栀9g，柴胡12g，黄芩12g，白芍12g，当归12g，夏枯草15g，生牡蛎30g（先煎）等。

患有产后乳汁自出的母亲不要着急，在积极治疗的同时，还应注意乳房局部的清洁护养，避免因乳汁浸渍皮肤而发生乳房部的湿疹及感染等。

哺乳期母亲用药及不良生活习惯会对乳儿产生什么影响

哺乳期母亲用药应慎重，因为有些药物亦可随乳汁进入婴儿体内，对婴儿产生一定的影响。所以，除非必须，哺乳期母亲以不用任何药物为好。

 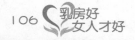

（1）西药：抗生素类，如四环素、氯霉素、红霉素、磺胺药、异烟肼等药自乳汁分泌较多，可能对乳儿产生影响，因此应用上述药物时应暂停哺乳。激素类，特别是性激素类药物，如口服避孕药等，可通过乳汁进入婴儿体内，产生不良影响，应改用其他避孕方法，如宫内节育器、男用避孕套等。毒性药物，如化疗药物等，如果必须服用，则可终止哺乳。其他如抗癫痫、催眠、镇静、抗精神失常药及心血管用药等，均对婴儿有不同程度的影响，应慎用。

（2）中药：中药也有一些有毒的药物，会对人体产生一定的毒性作用，如巴豆、砒霜、乌头、铅粉等，此外还有一些已知的对某一脏器有毒性的药物，如黄药子对肝脏的毒性等，哺乳期不宜服用；中药里的补药也不是在任何时候都可以使用的，如人参及各种蜂王浆具有促性激素样作用，随乳汁进入婴儿体内后产生不良影响，故哺乳期母亲不宜服用。

（3）各种减肥药物：无论从事何种职业的女性，切不可因急于减肥，在哺乳期服用减肥药物。产后发胖是正常现象，特别是在哺乳期，母婴二人的营养需要大量的脂肪及其他营养物质，如果使用减肥药物并节食，将会对母婴二人均产生不良影响。

母亲的不良生活习惯对婴儿也十分不利，如吸烟、酗酒等。特别是吸毒，会使小婴儿也对毒品产生成瘾性，对婴儿的生长发育极为有害。奉劝那些有不良生活习惯的年轻母亲，为了孩子，放弃陋习，做一个无愧于"母亲"这个伟大称呼的人！

一般情况下应何时断奶

前文我们已经讲过，哺乳时间以6～10个月为宜，一般不超过1年。断奶过早，则婴儿不能从母乳中获得充分的营养；断乳过迟，不仅对婴儿的消化道不利，而且对母亲卵巢功能的恢复亦十分不利，造成母亲生殖器官的萎缩、退化。应根据个人情况的不同，在保证母婴健康的前提下适时断奶。

如果母亲的奶水充足，各方面条件允许的话，最好规律喂奶至10个月，然后逐渐减少喂奶次数，如可改为仅在晚上睡前喂奶一次，至婴儿1岁时，彻底终止喂奶。如果母亲的奶水逐渐减少，或因母亲的工作需要必须离家终止哺乳，则可于婴儿6个月时断奶，但尽量不早于6个月，因6个月之内的奶水是营养物质最均衡的、最好的天然婴儿食品，尽可能多地让婴儿吃母乳，对婴儿今后的成长发育十分有益。

在某些特殊情况下，可随时终止哺乳。如母亲患有某种比较严重的疾病，如肿瘤、心脑血管病、肝炎、结核或免疫系统疾病等，必须进行系统治疗，包括接受手术治疗、药物治疗或放射治疗等疗法时，在治疗前即应予以断奶。如母亲患某些急性感染性疾病，像感冒、急性胃肠炎及尚未酿脓的急性乳腺炎时，可先暂停哺乳，积极治疗感染性疾病，与此同时，每天将乳汁用吸奶器吸净，保持乳房清洁，一俟疾病痊愈，即可恢复哺乳。

如何科学断奶

有人认为，断奶很简单，只要不给孩子喂奶就可以了，还有什么"科学断奶"可言呢？殊不知，这里面还真有一些"学问"。如果没有做到科学断奶，孩子有可能就此出现食欲不振，甚至营养不良，从而影响孩子的生长发育。还有些母亲竟然为了断奶，在乳头部涂抹刺激性的食物，这更是不可取的做法。

科学断奶首先应选择适当的断奶时机。对于母亲而言，以哺乳至小儿1岁时断乳为宜，可以稍提前，但最好不要晚于1岁。对于小儿来讲，最好在正式断乳之前，逐渐加大其添加的辅食量，减少喂奶次数，使其逐渐适应饮食的改变，为完全断乳做好准备。断乳时间应尽量避开严冬、盛夏季节，以免小儿在特殊的气候条件下，加上断乳引起的反应，容易生病。断乳时间还应在小儿身体状况较好时，如果小儿体虚，或出现感冒、腹泻等情况时，应暂缓断乳。断乳后，应在给小儿喂食半固体、固体食物的同时，加上牛奶，以保证其生长发育所需营养物质的供给。不要认为孩子已可以吃饭了，就不必吃奶了。据有关研究表明，长期吃牛奶，对孩子的身体及智力发育都十分有益。

回奶的方法

回奶的方法主要有自然回奶及人工回奶两种。一般来讲，因哺乳时间已达10个月至1年而正常断奶者，常可使用自然回奶方法；而因各种疾病或特殊原因在哺乳时间尚不足10个月时断奶者，则多采用人工回奶方法。另外，正常断奶时，如果奶水过多，自然回奶效果不好时，亦可使用人工回奶方法。

（1）自然回奶，即前文介绍过的逐渐减少喂奶次数，缩短喂奶时间，同时应注意少进汤汁及下奶的食物，使乳汁分泌逐渐减少以致全无。

（2）人工回奶，即用各种回奶药物使乳汁分泌减少的方法。可口服或肌内注射雌激素类药物，如口服乙烯雌酚，每次5mg，每日3次，连服3～5天；或肌内注射苯甲酸雌二醇，每次2mg，每日2次，连续注射3～5日。口服或外用中药类回奶药亦可有较好效果，如炒麦芽120g，加水煎汤，分3次温服；或食豆浆1碗，加少许白砂糖；或先将乳汁吸出，用皮硝50～60g，置于纱布袋中，外敷于乳房，潮解后需及时更换，每日3～4次。

掌握按摩催乳的手法

催乳按摩手法有以下几种。

（1）滚法，用手背近小指侧部分或小指、无名指、中指的掌指关节突起部分着力，附着于一定部位上。通过腕关节伸屈和前臂旋转的复合运动，持续不断地作用于被按摩的部位上，此为滚法。

本法压力较大、接触面积较广，适用于肩背部、腰骶部及四肢部等肌肉较肥厚的部位，操作时力度缓和有力，节奏滚动快、移动慢，滚动时小鱼际及掌背着力，与施治部位相互紧贴，不可跳跃、摩擦。

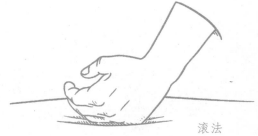

滚法

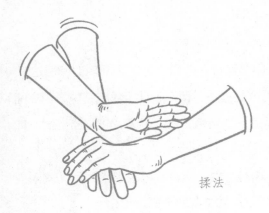

揉法

（2）揉法，用大鱼际、掌根，或手指罗纹面吸附于一定的治疗部位，做轻柔缓和的环旋运动，并带动该部位的皮下组织，称之为揉法。

① 掌根揉法，用大鱼际、掌根固定在治疗部位，做轻揉，缓和的环旋揉动。

② 指揉法，用拇指或中指罗纹面，或以食、中指，或以食、中、无名指罗纹面，在某一穴或几个穴或某部位上做轻柔的小幅度的环旋柔动。

揉法使用于每个部位，操作时缓和有力，不可摩擦，以顺时针方向揉动，动作轻快柔和，均匀深透，不可向下压，也不可漂浮，揉动幅度大小均匀

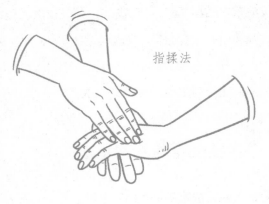

指揉法

（3）摩法，用食指、中、无名指指面或手掌面着力，附着于被按摩的部位上。以腕部连同前臂，作缓和而有节奏的环形抚摩活动的手法为摩法，摩法分为掌摩法和指摩法。

① 掌摩法，用手掌掌面贴着治疗部位，手掌要自然伸直，做有节奏的环形摩动。

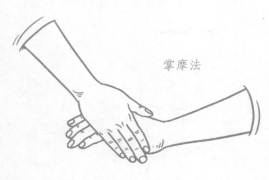

掌摩法

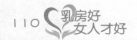
乳房好
女人才好

② 指摩法，食指，中指，无名指相并，指腹贴着治疗部位以顺时针或逆时针方向做环形摩动

摩法一般用于背部，操作时动作要轻快柔和，用力均匀，从轻到重，由浅到深不可按压推捏。

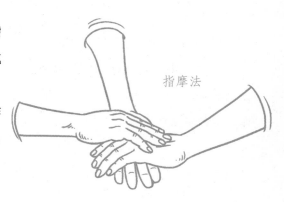
指摩法

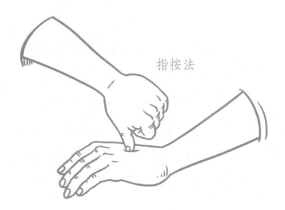
指按法

（4）按法，用手指或手掌面着力于体表一部位或穴位上，逐渐用力下压。

① 指按法，用拇指指面或以指端按压体表的一种手法。

② 掌按法，以单掌、双掌或双掌叠放在施治部位，用掌根着力向下按压，力度从轻到重。

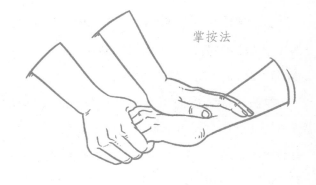
掌按法

③ 肘按法，将肘关节屈曲，用突出的尺骨鹰嘴着里按压在治疗部位。

按压法适用于全身各个部位，操作时，力度从轻到重，缓和有力，按压时动作均匀有节律。

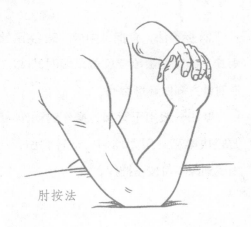

肘按法

三指捏法

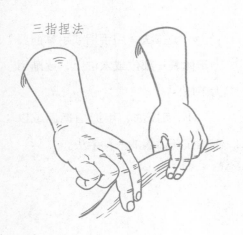

（5）捏法，用拇指和其他手指相对用力，将皮肤及少量皮下组织捏起，随即放松。捏法分为三指法和四指捏法。

① 三指捏法，用拇指指腹和食指，中指，相对用力，提拿肌肤，做一捏一放的动作。

② 四指捏法，用拇指指腹和其他三指（食指，中指，无名指）相对用力，将肌肤提起做一捏一放的动作。

捏法在催乳操适用于四肢及背脊，具有舒筋通络，行气活血的作用。动作有节律，力度缓和有力，不可用力过重，不可斜行，以免伤及旁边肌肤。

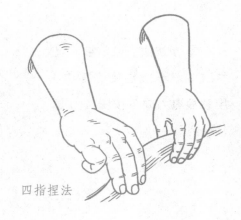

四指捏法

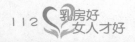

（6）拿法，用大拇指和食、中两指，或用大拇指和其余三指作相对用力，在一定的部位和穴位上进行节律性地提捏，称为拿法。拿法分为三指拿法和四指拿法。

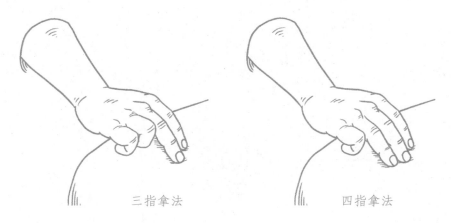

三指拿法　　　　　　　　四指拿法

拿法在催乳适用于肩部、颈部，具有祛风散寒，开窍止痛，舒筋通络等作用。动作缓和，做连续性的一松一紧活动，用力应由轻而重，要在患者能忍受的范围内进行。

拿法与捏法的区别。相同点：两者动作相似（都是相对用力挤压）。不同点：拿法用力较重，作用部位较深，适用于较深层的组织。捏法用力较轻，作用部位较浅，适用于浅表的肌肤组织。

（7）掐法，以指端（多以拇指端）甲缘重按穴位，而不刺破皮肤的方法，称掐法。

掐法用于催乳的少泽穴位。动作要点：用拇指指甲掐治疗部位，掐时动作有

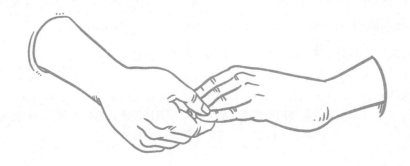

节律，操作完用拇指腹部位轻揉掐后的部位，缓解疼痛。

（8）梳法，手指或拳背施于治疗部位，往返梳动，好像梳头的动作，因此称
为梳法。

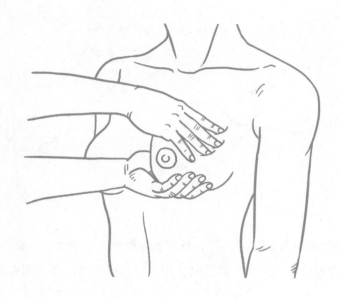

梳法用于乳房部位。动作要点：以指面着力，密切接触肌肤。用力深沉，持
力均匀一致，柔和轻轻，手不要跳动。

（9）叩法，通过伸屈腕关节，或通过肩、肘、腕关节的活动，将一身之气达
于指端反复叩点穴位，称为叩点法。

叩法催乳按摩中一般用于背部位置。动作要点：用腕部法力，指端、掌侧或
空拳着力，叩击时用力要稳，轻轻儿有弹性，动作协调，均匀有节律。

（10）搓法，用两手掌面挟住肢体的一定部位，相对称用力做方向相反的来回
快速搓揉或做顺时针回环搓揉，即双掌对揉的动作，称为搓法。

催乳按摩的要求：有力、持久、均匀、柔和、深透。

有　力

手法必须具有能达到治疗所需要的力量，这种力量应该根据患者
的体质、病症、病位等不同情况而增减。

持久   操作者能运用适当的手法根据治疗需要坚持到治疗结束。

均匀   手法动作要有节奏性，速度不要时快时慢，压力不要时轻时重，但均匀并非指手法所用的力变化不大，而是说在治疗过程中力的变化可以很大，可以是轻轻抚摩。也可以是把全身体重的力都集中到病变位置，均匀只是说这其中两者之间不能是突变，而应是渐变。

柔和   手法必须具有能达到治疗所需要的力量，这种力量应该根据患者的体质、病症、病位等不同情况而增减。

深透   深透主要是患者的一种主观感觉，是指手法作用的最终效果不仅限于体表，而达到了组织深处的筋脉、骨肉、功力达于脏腑，使手法的效应能传之于内。

注意：按摩者在操作时，要做到力度均匀，持久有力，柔和深透，它们之间密切相关，相铺相成，缺一不可，操作时要根据穴位的不同，手法的力度和时间，因人，因病，因施治部位而改变，力度运用的足与不足直接影响治疗效果。在整个操作过程中，操作者必须做到精力集中，全神贯注，做到意到，力到。

催乳常用的穴位

腧穴是一类穴位的总称，腧穴的各有自己的位置，腧穴的定位是否准确决定了利用腧穴来治疗疾病的效果。腧穴的定位方法可分为骨度分寸法，体表标志法，手指比量法和简易取穴法四种。

骨度分寸法，古称"骨度法"，即以骨节为主要标志测量周身各部的大小、长短，并依其尺寸按比例折算作为定穴的标准。

头部 前发际正中至后发际正中 12 寸，耳后两完骨（乳突）间 9 寸。眉心到前发际 3 寸，大椎到后发际 3 寸。

 胸腹部 天突至歧骨（胸剑联合）9 寸，歧骨至脐中 8 寸，脐中至耻骨联合上缘 5 寸，两乳头间 8 寸。

 上肢部 腋前、后纹头至肘横纹 9 寸，肘横纹至腕横纹 12 寸。

 下肢部 耻骨联合上缘至股骨内上髁上缘 18 寸，胫骨内侧髁下缘至内踝尖 13 寸，股骨大转子至横纹 19 寸，横纹至外踝尖 16 寸。

体表解剖标志定位法是以人体解剖学和各种体表标志为依据来确定腧穴位置的方法，又称自然标志定位法。类型：固定标志、活动标志。固定标志：指利用人体体表的五官、毛发、爪甲、乳头、脐窝、横纹线以及骨节、肌肉所形成的凸起和凹陷等作为取穴标志。活动标志：指利用关节、肌肉、皮肤、肌腱，随活动而出现的空隙、凸起和凹陷、皱纹等作为取穴标志。

手指同身寸法是指依据患者本人手指为尺寸折量标准来量取腧穴的定位方法，又称"指寸法"。

 中指同身寸 即以患者的中指屈曲时，中节内侧两端纹头之间作为 1 寸。这种方法适用于四肢及脊背作横寸折算。

 拇指同身寸 即指拇指指关节之横度作为 1 寸。

 横指同身寸 又称"一夫"法。四横指为一夫，即四横指相并，以其中指第二节为准，量取四指之横度作为 3 寸。此法多用于下肢、下腹部和背部的横寸。

催乳常用的穴位

① 膻中穴

定位：在体前正中线，两乳头连线之中点。

经属：任脉，是足太阴、少阴，手太阳、少阳；任脉之会。

膻中穴的主治病症：胸部疼痛、腹部疼痛、心悸、呼吸困难、咳嗽、过胖、过瘦、呃逆、乳腺炎、缺乳症、咳喘病等。

膻中为心包络经气聚集之处，是任脉、足太阴、足少阴、手太阳、手少阳经的交会穴，又是宗气聚会之处，能理气活血通络，宽胸理气，止咳平喘。以此穴为主穴治疗呼吸系统、循环系统、消化系统病证及其他疾患，临床上屡获佳效。通过现代研究也证实，刺激该穴可通过调节神经功能，松弛平滑肌，扩张冠状血管及消化道内腔径等作用，以对各类气病达到有效的治疗目的。

② 神封穴

定位：在胸部，当第4肋间隙，前正中线旁开2寸。

经属：足少阴肾经。

功能与主治：咳嗽、气喘、胸胁支满、呕吐、不嗜食、乳痈。

③ 乳根穴

位置：该穴位于人体的胸部，当乳头直下，乳房根部，当第5肋间隙，距前正中线4寸。

经属：足阳明胃经，左侧内为心脏。

功能与主治：胸下满闷、食不下咽、胸痛乳痛、霍乱转筋、寒痛咳逆、臂肿痛。

④ 期门穴

位置：距前正中线4寸平第六肋间。

经属：属肝经，肝之募穴。足太阴，厥阴，阴维之会。击中后，冲击肝、脾。

功能与主治：胸胁胀痛、呕吐、吞酸、呃逆、腹胀等肝胃病证，乳痈。

⑤ 乳中穴

位置：当第4肋间隙，乳头中央，距前正中线4寸。

经属：属胃经

功能与主治：产后按摩产妇乳中穴、乳根穴能有效促进乳汁分泌，且方便实用。

⑥ 鹰窗穴

位置：位于人体的胸部，当第3肋间隙，距前正中线4寸。

经属：胃经

功能与主治：咳嗽、气喘、胸肋胀痛、乳痈。

⑦ 屋翳穴

位置：距前中线4寸平第二肋间隙。

经属：足阳明胃经

功能与主治：咳嗽、气喘、咳唾脓血、胸肋胀痛、乳痈。

⑧ 天池穴

位置：在胸部，当第四肋间隙，乳头外1寸，前正中线旁开5寸。

经属：心包经

功能与主治：胸闷、咳嗽、痰多、气喘、胁肋胀痛等肺心疾病，瘰疬、乳痈。

⑨ 天溪穴

位置：于人体的胸外侧部，当第四肋间隙，距前正中线6寸处。

经属：属足太阴脾经

功能与主治：呼吸系统疾病、肺炎、支气管炎、哮喘、乳汁分泌不足、肋间神经痛、胸胁疼痛。

⑩ 云门穴

位置：距前中线6寸，当锁骨外1/3折点下一横指。

经属：肺经

功能与主治：清肺除烦，止咳平喘，通利关节。

⑪ 中府穴

位置：在前正中线旁开6寸，平第1肋间隙处。

经属：肺经

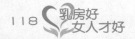

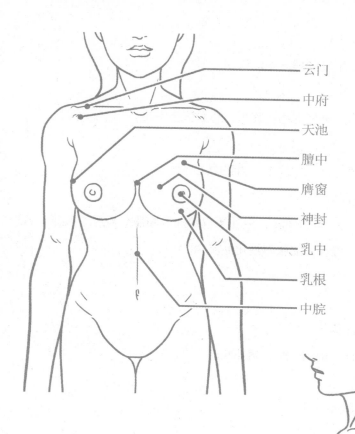

云门

中府

天池

膻中

膺窗

神封

乳中

乳根

中脘

渊腋

功能与主治：咳嗽、气喘、胸满痛等肺部病证。可兼治脾肺两脏之病，治疗气不足，腹胀，消化不良，水肿等以及肩背痛。

⑫ 渊腋穴

位置：在侧胸部，举臂，当腋中线上，腋下3寸，第4肋间隙中。

经属：胆经

功能与主治：宽胸理气、臂痛、乳痛、产后乳少。

⑬ 极泉

位置：位于腋窝顶点，腋动脉搏动处。

经属：心经

功能与主治：宽胸理气、通经活络，乳少、心血管疾病。

⑭ 中脘穴

位置：位于人体上腹部，前正中线上，当脐中上4寸。

经属：属奇经八脉之任脉

功能与主治：宽心顺气、丰胸通乳、少乳及胃脘痛、腹胀、呕吐、呃逆、反胃、吞酸、纳呆、食不化、疳积，膨胀等消化性疾病。

⑮ 神阙穴

位置：位于脐窝正中。

经属：属奇经八脉之任脉

功能与主治：温经通络、调和气血、调补冲任。

⑯ 少泽穴

位置：小指尺侧指甲角旁0.1寸。

经属：小肠经

功能与主治：头痛、目翳、咽喉肿痛、耳鸣、耳聋、乳痈、乳汁少、昏迷、热病。

⑰ 合谷穴

位置：虎口顶端

经属：大肠经

功能与主治：镇静止痛，通经活络，清热解表。该穴对呼吸、血液、内分泌、消化都有明显的调节作用。

⑱ 曲池穴

位置：曲肘90度时，肘横纹顶端。

经属：大肠经

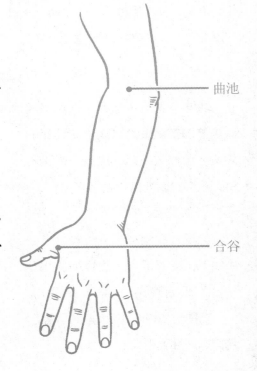

曲池

合谷

 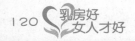 乳房好
女人才好

功能与主治：健脾胃，通经络。

⑲ 足三里

位置：外膝眼直下三寸。

经属：胃经。

功能与主治：健脾和胃、益气和血、疏通经络、防病保健、主治各种虚弱症。

⑳ 梁丘穴

位置：髌骨外缘直上三寸。

经属：胃经。

功能与主治：膝肿痛、下肢不遂、胃痛、乳痈、血尿。

㉑ 血海穴

位置：在大腿内侧，髌底内侧端上2寸。

经属：足太阴脾经。

功能与主治：月经不调，经闭，痛经，崩漏，功能性子宫出血、带下，产后恶露不尽，贫血；睾丸炎，小便淋涩；气逆，腹胀；风疹，瘾疹，湿疹、皮肤瘙痒、神经性皮炎，丹毒；股内侧痛，膝关节疼痛；腹痛，体倦无力，便溏腹泻等。

㉒ 三阴交

位置：在内踝尖直上三寸，胫骨后缘。

经属：足太阴脾经，系足太阴、厥阴（肝）、少阴（肾）之会。

功能与主治：健脾益血、调肝补肾、安神。

㉓ 太冲穴

位置：位于足背侧，第一、二跖骨结合部之前凹陷处。

经属：足厥阴肝经。

功能与主治：平肝泻热、舒肝养血、胁痛、乳痛、少乳。

㉔ 神庭穴

位置：在前发际向上0.5寸。

经属：督脉。

功能与主治：调控神经系统，失眠、头晕目眩、神经官能症，产后抑郁少乳。

㉕ 百会穴

位置：头顶中线与两耳尖连线的交点处。

经属：督脉。

功能与主治：安神定志、升阳益气、通络止痛。

㉖ 风池穴

位置：后颈部大筋的两旁与耳垂平行处。

经属：胆经。

功能与主治：壮阳益气、失眠落枕、产后虚弱少乳。

㉗ 大椎穴

位置：七颈椎棘突下凹陷处。

经属：督脉。

功能与主治：壮阳益气、咳嗽、肩背痛、气血虚弱。

㉘ 肩井穴

位置：在大椎穴与肩峰连线中点，肩部最高处。

经属：胆经。

功能与主治：疏通经络、肩酸痛、乳痈。

㉙ 膈俞穴

位置：第7胸椎棘下旁开1.5寸。

经属：膀胱经。

功能主治：活血化瘀、养血生血、健脾补心功效，主治贫血、过敏、产后少乳。

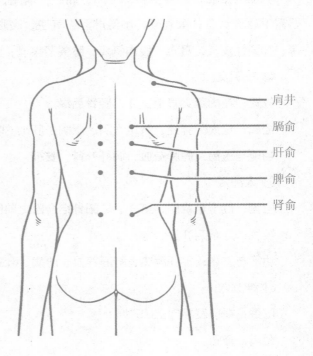

肩井
膈俞
肝俞
脾俞
肾俞

㉚ 肝俞穴

位置：第9胸椎棘下旁开1.5寸。

经属：膀胱经。

功能主治：疏肝利胆、理气通络，常用于治疗急慢性肝炎、胆囊炎、产后少乳。

㉛ 脾俞穴

位置：第11胸椎棘下旁开1.5寸。

经属：膀胱经。

功能与主治：健脾和胃、益气利湿。主治胃肠消化不良，乳汁不通。

㉜ 肾俞穴

位置：第2腰椎棘下旁开1.5寸。

经属：膀胱经。

功能主治：强肾补肾，主治腰痛、月经不调、产后乳汁不通、乳少。

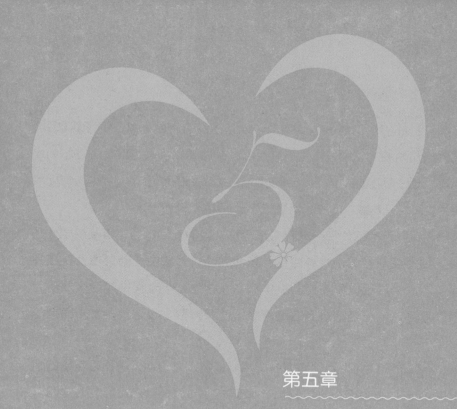

第五章

吃出完美乳房

可以用于治疗乳腺癌的中成药

当前，国家批准的专门治疗乳腺癌的中成药还没有研制出来，但尽管如此，一些具有抗肿瘤作用的传统中成药及后来研制的一些单味中药提取物或复方制成的中成药也可以用于乳腺癌的治疗。中医中药抗癌研究的侧重点依然是治疗乳腺癌引发的相关疾病，以及减少乳腺癌西医治疗过程中的毒副作用。

可以用于乳腺癌治疗的传统中成药有小金丹、醒消丸等；后来研制的中成药有至灵胶囊、益肾合剂、扶正解毒冲剂、天仙丸等。这些中成药大多为扶正解毒并举，标本同治，对于调整患者的机体状态，在放化疗过程中减毒增效具有良好的效果。而且，中成药的服用方法简单，便于携带，也是其相对于汤剂的优势。

当然，由于每个乳腺癌患者的病情各不相同，特别是出现一些比较特殊的情况时，不要只知一味地使用这些中成药，而忽略了中医辨证论治的原则。因此，主张在有经验的中医师的指导下服用上述中成药。切记不可由于认为中医药的毒副作用小，而随意用药。

常用的治疗乳腺癌的单方和验方

祖国医学在大量的临床实践中，对乳腺癌有了一些初步的认识，也积累了一些治疗乳腺癌的经验。除了中医辨证论治之外，还有一些单方、验方在治疗乳腺癌时取得过不同程度的疗效，从而能够流传至今。当然，社会发展到现在，人们对于乳腺癌的治疗不再仅仅依赖几张处方了，而是有了较多更为有效的方法和手段，单方、验方只作为辅助手段而应用。因此，不要过度迷信单方、验方而放弃系统治疗。同时也要防止另一种倾向，即认为所有的单方、验方都是不科学的，都予以不屑一顾。要正确看待和使用这些单方、验方，使这些散落于民间的有用的东西更好地为人类服务。

治疗乳腺癌的偏方、验方中，有内服者，亦有外用者；有比较平和者，亦有

虫类药及毒性药。在使用中，应根据病情及患者体质情况选用适当的药物治疗，不要不分青红皂白地拿过来就用。如果不加选择地使用，治疗不当，则反而生变。

以下简单介绍几种从文献中搜集到的一些常用的治疗乳腺癌的单方、验方。① 鲜天门冬30～60g水煎服，每日1剂；或剥皮后生吃，用适量黄酒送服。② 霹雳果30～60g，水煎服，每日1剂。③ 生蟹壳焙干后研末，吞服或黄酒送服，每日6g。④ 蜈蚣1～2条，焙干研细，和鸡蛋2枚同炒食。⑤ 山慈菇15g，雄黄6g，露蜂房15g，先分别研末，再和匀共研，每服1.5g，每日2次。⑥ 壁虎2条，浸香油内，两月后，用鸡毛蘸油涂患处。

治疗乳腺癌的单方、验方还有许多，我们只简要介绍这几种。需提醒注意的是，应用以上介绍的这些方法或从其他渠道得来的方法时，均应在医生指导下进行，不能因为应用这些方法而影响乳腺癌的系统治疗。

饮食中注意些什么可使乳房更健美

自古以来，吃饭就不仅仅是为了糊口，人们常常还把饮食作为养生保健康复的手段之一来看待，甚至有"饮食文化"之说。那么，在饮食中注意些什么会对乳腺更有利呢？

首先，应保证充足的营养，不提倡盲目的节食减肥。其一，在本书的开始我们就介绍过，乳房除了腺体之外，还有脂肪组织，而且，脂肪组织的多少是决定乳房大小的重要因素之一。如果一个人连基本的营养都无法保证，非常瘦小，乳房部的脂肪组织必然也会很少，乳房过小，则无美可言了。因此，提倡食用含有身体所必需的热量的食物。其二，饮食中的蛋白质、维生素及微量元素等物质，可以促进乳房的正常发育，尤其是在青春期，应摄入足够量的上述营养物质，以保证乳房能发育得完全而漂亮。

其次，乳腺癌流行病学研究表明，之所以北美及西、北欧的一些国家乳腺癌发病率明显高于其他国家和地区，可能与当地的饮食习惯有关，如食用过多的奶制品及肉食等。过高的脂肪摄入量会增加患乳腺癌的危险性。因此，应在保证身体必需的热量的前提下，尽量多食用蔬菜及谷物。我们东方的饮食习惯一向是以谷物为主，蔬菜及肉食为辅。然而，近年来，随着人们生活水平的提高及与国外交往机会的增多，国人也愈来愈多地食用肉食及奶制品。这种倾向在提高了身体素质的同时，也提高了某些肿瘤的发病率，如大肠癌及乳腺癌，因此应引起足够的重视。

乳腺癌患者的饮食原则及怎样辨证选食

（1）乳腺癌患者的饮食原则如下：

① 配合治疗要灵活。乳腺癌的病人在手术前后努力进餐、增补营养。在放疗期间，病人的饮食应力求清淡适口，不宜多进厚味腻胃之品。

② 合理安排巧烹调。乳腺癌病人在完成治疗计划之后，适当选食对防治乳腺癌有益的食品，对治疗乳腺癌是十分必要的。

多吃些海产品：紫菜、海带、海蜇、海参、淡菜、牡蛎等。

豆类：绿豆、赤豆、绿豆芽等。

菜：芋艿、荸荠、茭白、冬瓜、口蘑、猴头菇、香菇、番茄等。

水果：橘子、苹果、山楂、鲜猕猴桃等。

其他：乌龟、甲鱼、黑鱼、薏米、木耳等食品。

③ 治疗期间应视病情选服白参或西洋参，治疗结束后每值冬令，仍可进补参类。

④ 饮食要有节制，不宜过量。过度营养及肥胖对治疗乳腺癌，有不利影响。在乳腺癌病人治疗后的长期生活中，应在保证营养需要的前提下，恪守饮食有节不过量的原则。在饮食安排上，对每天的总摄入热量、脂肪以及糖的量都要做到胸中有数，切忌暴食暴饮。

乳房好
女人才好

（2）乳腺癌病人辨证选食方法如下：

① 卵巢机能失调，可用海马、海参、乌骨鸡、蜂乳、哈士蟆。

② 增强免疫、抗复发，可用牛蒡菜、桑椹子、猕猴桃、芦笋、南瓜、虾皮、蟹、青鱼、大枣、洋葱、韭菜、大蒜、西施舌、对虾、薏米、菜豆、山药、蛇、香菇、香蕈、有机锗。

③ 抗感染、抗溃疡，可用甲鱼、鲫鱼、鲨鱼、青鳞鱼、石莼、鲎、珠母贝、蛎菜、刀鱼、带鱼、海鳗、江豚、海蚯蚓、茄子、金针菜、芜菁、白果、葡萄、马兰头、苋菜、油菜、陈小粉、香葱。

④ 消水肿，可用薏米、丝瓜、赤豆、鲫鱼、塘鳢鱼、鲮鱼、海带、泥鳅、黄颡鱼、芋艿、葡萄、田螺、红花、荔枝、荸荠。

⑤ 止痛、防乳头回缩，可用茴香、大蝼蛄虾、海龙、橘饼、榧子、柿、橙、鲎。

乳腺癌的自然疗法

（1）乳腺癌靓汤疗法

方1：乳汁草豆腐汤

用料 乳汁草30g（鲜草加倍），豆腐3块。

制法 乳汁草洗净与豆腐共煮（加适量水及调味品）。饮汤食豆腐，每日1次。

功效 乳汁草有清热解毒，消痈毒功效；豆腐可清热、散血、润燥、生津。用于治疗炎性乳腺癌患者，有消炎止痒作用。

方2：归芎穿山甲肉汤

用料 穿山甲肉45～100g，川芎6～9g，当归9～15g。

| 制法 | 穿山甲肉与川芎、当归加水200ml，隔水炖2~3小时。饮汤吃肉。 |
| 功效 | 此汤有通络化瘀，养血活血之功。 |

方3：郁金鲫鱼汤

用料	郁金9g，香附9g，橘叶6g，白芍9g，当归9g，瓜蒌15g，鲜鲫鱼1条，食盐少许。
制法	前6味药煎汤去渣，加入洗净的鲫鱼煮熟，食盐调味服食。每日1剂，连服15~20剂为1疗程。
功效	此汤有化痰活血，通乳抗癌之功。

方4：海星猪肉汤

用料	海星1只，猪瘦肉（用量不限）。
制法	煲汤，只食猪肉及饮汤，不吃海星肉。每日1服，须连服十多次。
功效	此汤有化痰散结之功。治乳腺癌初起。对于乳部的其他硬核，也有效果。如硬核已穿溃者，则效果较差。

方5：贝母公英银花猪肉汤

| 用料 | 浙贝母40g，蒲公英40g，夏枯草40g，金银花40g，猪肉300g，蜜枣4个，细盐少许。 |

制法

① 将浙贝母、蒲公英、夏枯草、金银花分别用清水洗干净，滴干水，备用。

② 猪肉、蜜枣分别用清水洗干净，备用。

③ 将以上材料全部放入瓦煲内，加入适量清水，先用猛火煲至水滚，然后改用中火继续煲2小时左右，以少许细盐调味，即可以饮用。

| 功效 | 此汤有清热解毒、散结消肿之功。适用于乳腺癌病症，乳房出现肿块、坚硬灼痛、心烦易怒、头痛失眠、面红耳赤、大便干、小便赤等病症。 |

注意　身体虚弱、脾胃虚寒之人不宜多饮用。

方6：合欢花蒲公英甜茶

用料　合欢花20g，蒲公英80g，绿茶叶1撮，蜜糖适量。

制法

① 合欢花、蒲公英分别用清水浸洗干净，放入瓦煲内，加入适量清水，先用猛火煲至水滚，然后改用中火继续煲90分钟左右。

② 将绿茶叶放于茶壶内，冲入刚烧滚的合欢花、蒲公英水，去浮沫，至茶叶出味，候水和暖，去渣、加入适量的蜜糖，拌和调匀，即可以饮用。

功效　此茶有清热、疏肝、理气的作用。适用于乳腺癌病症，乳房出现肿块、不痛不痒、情绪忧郁、饮食无胃口、胸闷痛不舒服等病症。

方7：土茯苓川贝马蹄鹧鸪汤

用料　土茯苓（干品）40g，川贝母20g，海蜇80g，马蹄8个，陈皮1角，鹧鸪1只，细盐少许。

制法

① 先将鹧鸪剔洗干净，去毛、去内脏，备用。

② 土茯苓、川贝母分别用清水浸洗干净备用。

③ 选购海蜇皮，用清水浸透，洗干净，切成丝状，备用。

④ 马蹄用清水洗干净，去蒂、去皮，切厚件，备用。

⑤ 陈皮用清水浸透，洗干净，备用。

⑥ 瓦煲内加入适量清水，先用猛火煲至水滚，然后放入以上全部材料，候水再滚起，改用中火继续煲3小时左右，以少许细盐调味，即可以饮用。

功效　此汤有清热除痰、软坚散结、抗肿瘤之功。适用于乳腺癌病症，乳房出现结块、坚硬不平、腋下瘰疬、胸闷胀、咳嗽痰多、饮食减少、消化不良等病症。

方8：白花蛇土茯苓炖金钱龟汤

用料 海藻40g，山药16g，土茯苓40g，生姜2g，红枣4个，金钱龟1只，
白花蛇舌草40g，瘦猪肉120g，细盐少许，玫瑰花8g。

制法

① 拣选一只活的金钱龟，将其放入盆中，加入热水，使其排尽尿液，洗干净，
去头，去爪及内脏，备用。

② 海藻、山药、土茯苓、玫瑰花和白花蛇舌草分别用清水浸透，洗干净，备
用。

③ 生姜、红枣分别用清水洗干净。生姜刮去姜皮，切两片；红枣去核，备用。

④ 瘦猪肉用清水洗干净，备用。

⑤ 将以上材料全部放入炖盅内，加入适量凉开水，盖上炖盅盖，放入锅内，
隔水炖5小时左右，以少许细盐调味，即可饮汤吃肉。

功效 此炖品有清热解毒、滋肝散结之功，适用于乳腺癌晚期转移，体质
虚弱，伴头晕目眩、心悸气短、面色㿠白、疲乏无力、腰酸腿软、
失眠盗汗等病症。

方9：胡桃枝梢南瓜蒂汤

用料 胡桃枝梢60g，南瓜蒂2个，益母草9g，黄酒适量。

制法 前3味煎汤去渣，黄酒冲服。

功效 此汤有活血祛瘀，消痰散结之功。适用于乳腺癌属痰瘀互结者，乳
房肿块硬结、疼痛、乳头渗液等病症。

（2）乳腺癌的药粥疗法

方1：蒲公英粥

用料 蒲公英40～60g（鲜品50～100g），粳米50～100g。

制法 蒲公英洗净，切碎，水煎取汁，入粳米同煮为粥。每日1剂，分2次
口服。

方2：黄花菜粥

用料 黄花菜鲜根60g（或黄花菜干品25g），猪蹄1个，大米100g。

制法 将黄花菜根洗净，放入砂锅中加水适量，与后二味共煮为粥。食肉喝粥，随意服用。

方3：油菜粥

用料 油菜50～100g，粳米100g。

制法 油菜洗净，切小段，入粳米中同煮为粥。

方4：韭子粥

用料 韭菜子20g，粳米100g，精盐少许，清水适量。

制法

① 将韭菜子研为细末。粳米淘洗干净。

② 取锅放入清水、粳米，旺火煮沸水，加入韭菜子，再改用小火煮至粥成，调入精盐后食用。

方5：莴苣粥

用料 莴苣30g，猪肉30g，粳米50g。

制法

① 莴苣切丝，猪肉（瘦）切末。

② 米淘洗干净。

③ 将莴苣丝、猪肉末及粳米放入锅内，加水约400g，置炉火上煮，煮至米烂汁粘时，放入精盐、味精及麻油，稍煮片刻后即可食用。可连食3～5天。

方6：鸡子粥

用料 鸡子（鸡蛋）2只，糯米100g。

制法

① 糯米淘洗干净。

② 鸡子（鸡蛋）打入碗中拌匀。

③ 将米放锅中，加水约500g，置炉火上煮，煮至米烂汁粘时放入鸡蛋及白糖，搅匀，片刻后即可离火食用。每日可食1~2次。

方7：芝麻粥

用料　黑芝麻、大米各100g，白糖500g。

制法

① 将黑芝麻去除杂质，洗净，炒熟。

② 大米淘洗干净，控净水分，炒熟。

③ 将芝麻与大米一起磨细，加入白糖拌和均匀，盛于容器中，盖紧备用。

④ 食用时，根据所需量取出，加水用小火煮，边煮边搅，煮成糊状即可食用。

方8：皮蛋瘦肉粥

用料　白米150g，瘦猪肉250g，水发腐竹50g，皮蛋2个，麦片30g，生油40g，精盐15g，味精3g。

制法

① 将瘦肉切成两块，用精盐10g分别在肉块上涂匀，放入冰箱腌制一夜，成为瘦咸肉。

② 腐竹洗净，切粒。

③ 皮蛋去壳洗净，切成数块。

④ 白米洗净，用精盐5g，生油20g拌匀，成为油盐米。

⑤ 将清水（2000g）放入锅内烧沸，倒入油盐米、腐竹粒，并稍加搅拌，煮15分钟，放入洗净的咸瘦肉、1个皮蛋、麦片及余下的生油，继续煮10分钟后改用文火再煮30分钟，视粥呈乳糊状时，即可离火，瘦肉捞起，撕成肉丝，并与余下的皮蛋粒一起放入粥内，煮沸片刻，即可放入精盐及味精调味。

方9：藕粥

用料　鲜藕120g，粳米80g。

制法

① 将藕洗净，切成块状。

② 米淘洗干净。

③ 将以上两味放入锅中，加水约6000g，置炉火上煮，煮至米烂藕熟汁黏时即成。温热服之，每日1～2次。

方10：枣莲三宝粥

用料　优质大米100g，绿豆20g，通心白莲子20g，红枣30g，白糖150g。

制法

① 将大米与绿豆淘洗干净，放入砂锅，加水（约1000g）用大火烧开。

② 加入洗净的红枣、莲子，改用小火再煮约1小时，至粥胶黏稠厚。

③ 至白莲、绿豆酥烂时，加入白糖煮开片刻，盛起即可食用。

方11：鲜滑鱼片粥

用料　优质粳米100g，猪骨200g，腐竹40g，草鱼净肉100g，味精1g，精盐5g，姜丝5g，葱5g，香菜10g，胡椒粉05g，麻油20g，淀粉5g。

制法

① 猪骨洗净敲碎。

② 腐竹用温水泡软。

③ 粳米淘洗干净。

④ 将猪骨、粳米、腐竹放入砂锅，加水（约1500g），先用大火烧开，改用小火慢熬一个半小时左右，放入盐（3g）、味精，调好味，拣出猪骨。

⑤ 草鱼（或鲩鱼）洗净，斜刀批成大片，厚以3厘米为宜，用盐、淀粉、姜丝、麻油拌匀，倒入滚开的粥内轻轻拨散，待粥再滚起，端离火位，用碗盛起，撒上胡椒粉、麻油即可食用。

（3）乳腺癌的茶疗法

方1

用料　绿茶1~2g，甜杏仁5~9g，蜂蜜25g。

制法　甜杏仁加水1000ml，煮沸15分钟后，加入绿茶和蜂蜜，3分钟即可。
每次200ml，3~4小时1次。

方2

用料　绿茶0.5~1.5g，菱角60g，薏米30g。

制法　后两味加水600ml，煮沸30分钟，加入绿茶。分3次服，可复煎继服。

方3

用料　绿茶1~1.5g，天冬10~15g，甘草3g。

制法　天冬、甘草加水600ml，煮沸5分钟后加入绿茶再煮3分钟。分3次，
温饮（本方也可用于预防乳腺癌）。

（4）乳腺癌的土、单验方

方1：百合15g，山慈菇2g，小红参30g，香附15g。水煎服。治气滞血瘀或
气虚血滞型乳腺癌。

方2：橘叶15g，赤芍15g，百合15g，山慈菇2g，香附12g。水煎服。治气滞
血瘀型乳腺癌。

方3：用穿山甲（炮研末）5g以酒送服，日2服。

方4：胡桃、全蝎各6个，共研细末，分6次，黄酒送下，日3服。

方5：用龟板数枚，炙黄、研细，以黑枣肉捣和成丸。每服9g，以金橘叶煎汤
送下。

方6：生蟹壳数十枚，砂锅内焙焦，研细末。每服6g，陈酒冲服，不可间断。
用于乳腺癌未溃者（此方应慎用，多服可头昏作呕，且蟹壳及蟹爪能堕胎，妊娠
者，慎勿误投）。

方7：生泥鳅切细片，置擂钵内捣烂，另加砂糖少许拌和，敷贴患处。

方8：内消花（即玉簪花），取根泡酒服，以渣敷之。治乳腺癌初起。

（5）乳腺癌的药酒疗法

方1

组成　生蟹壳（鲜）数十只，陈酒适量。

制法　前一味砂锅内焙焦，研细末，每服6g，陈酒1杯（冲服），每日3次，不可间断。

功效　乳腺癌溃烂。

方2

组成　槐花90g，黄酒500ml。

制法　槐花炒黄研末，每取9g，黄酒约50ml冲服，每日1～2次。

功效　乳腺癌硬如石者。

方3

组成　南瓜蒂适量，黄酒60g。

制法　南瓜蒂烧灰存性，研末，每次适量用黄酒冲服，早晚各服1次，能饮酒者加大酒量，不耐酒者酌减。

红葡萄酒预防乳腺癌

专家最新研究表明，红葡萄酒中的一种化学物质对乳腺癌具有一定的抑制作用，适量饮用红葡萄酒可减少乳腺癌发病的可能性。

据称，科学家从红葡萄酒中提取出一种名为"原花青素B 二聚体"的化学成分，发现这种成分可以使实验鼠的乳腺癌瘤变小。

科学家说，女性每天小酌一杯红葡萄酒，就会大大减少乳腺癌对她们的威胁。

不过，喝白葡萄酒对预防此癌并无帮助。

生吃菜花防乳腺癌

对目前正在使用激素替代疗法的女性来说，"好"、"坏"雌激素比例的监测更加重要，因为它直接关系到对激素替代疗法副作用风险的预知与预防。一旦面临"好"与"坏"雌激素比例降低时该怎么办呢？

雌激素和雌激素代谢物可导致某些癌症的产生，为此，科学家们寻觅到一些既有类似雌激素作用，又可减少"坏"雌激素的植物化合物，比如大豆异黄酮就具有上述特性。食用大豆类的食物，可使血液中异黄酮浓度升高。它们所具有的弱雌激素作用是通过靶器官上不同的受体而实施的，通常不诱发肿瘤产生。摄取大豆类食物可以调整"好"与"坏"雌激素的比例。实验证明，更年期前期女性充分摄取大豆类食物后，确实减少了患乳腺癌的风险。

欧美学者们在研究中还发现，每日食用1~2餐十字花科蔬菜，如卷心菜、绿菜花和白菜花等可将患乳腺癌的风险减少40％。对癌症患者来说，多食用上述蔬菜有利于中止癌细胞的生长。但要特别注意两点：一是最好生食，不经煮烹；二要够量，每日约2斤左右。深海鱼同样具有抗乳腺癌的保护性效应。

营养学家发现十几岁时经常吃鸡蛋的女士患乳腺癌的概率比较低，但吃黄油似乎会增加这种危险。鸡蛋之所以能够减少患乳腺癌的危险，是因为它"富含人体必不可少的氨基酸、矿物质和维生素"。

酸奶可防乳腺癌

上海、广州等大城市的女性人群中乳腺癌发病率连年上升，如不加以预防，乳腺癌将成为城市女性的第一杀手。

过去认为乳腺癌是无法预防的，因为引起乳腺癌的许多因素无法改变。近年美国研究人员用大量事实证明，其实不然。女性只要改变自己的生活方式，患乳腺癌的概率便会大大降低。这些方式有：

（1）加强运动。运动可以使女性体内的雌激素水平下降，减少排卵次数。尤其是使能生成雌激素的腹部脂肪减少积聚，让免疫系统功能处于良好状态。

（2）注意饮食。研究者认为黑面包等粗粮，水果蔬菜类低脂肪、高纤维类食品，由于能降低血中雌激素的水平，所以具有预防乳腺癌的作用。如果再加上经常食用酸奶、乳酪等发酵的牛奶制品，那么，患乳腺癌的危险性可降低77％。

（3）戒烟。人体内有一种可以减少烟草中致癌毒物作用的酶，有些女性体内的这种酶活力很低，所以她们一旦吸烟，就比其他人更容易患乳腺癌。

青春期吃大量黄豆可降低患乳腺癌的风险

青春期以前吃大量黄豆制品，可以减少日后女性患乳腺癌的风险。以往的研究表明，亚洲国家的女性在本国时吃大量的黄豆，可降低得乳腺癌的风险。但当她们移民到西方国家，她们的下一代患乳腺癌的风险便超过了她们。新查出患乳腺癌的女性，尿中异黄酮水平都低，意味着她们很少吃黄豆。

番茄汁可防乳腺癌

加拿大一项新研究发现，番茄汁能有效防止乳腺癌。多吃经加工的番茄食物，如茄酱、汤类和榨汁类，都能减低患乳腺癌的危险。以前已有研究称，番茄红素会抑制甚至阻止肿瘤生长，这次研究进一步发现，乳腺癌患者身上的番茄红素极少，这个研究进一步显示，令番茄、西瓜和红葡萄等蔬果显出红色素的番茄红素，还可预防子宫颈癌、前列腺癌、结肠癌和心脏病。新鲜番茄也有番茄红素，但负责该项研究的多伦大学营养学的研究员拉奥说："人体较易透过加工番茄吸收番茄红素，所以我们应吃大量经过处理的番茄产品。当然进食各种新鲜蔬果仍然很重要。"据《英国丈卫报》称，英国成年人平均每天吸收少于1毫克的番茄红素，远远少于预防疾病所需的25毫克。

第六章

让乳房 "动" 起来

孕期乳房按摩

为了给催乳做准备，提前按摩乳房是非常必要的。首先要避免穿过紧、化纤的内衣，避免对乳头的不良刺激。由于刺激乳头可能会引起子宫收缩，一般在怀孕4~6个月或9个月以后进行乳房按摩和护理。

（1）护理按摩

热毛巾清洗后，涂擦护肤霜或麻油等植物油，用手掌的侧面轻按乳房。
围绕乳房均匀按摩。

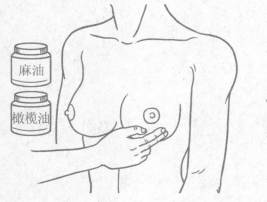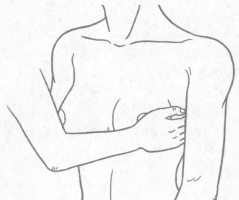

（2）增加乳头的韧性

食指与中指捏住乳头向外轻轻拉，
增强乳头的韧性。

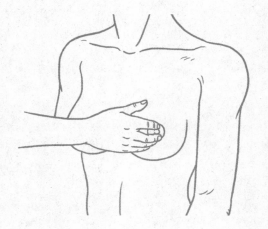

乳房好
女人才好

（3）促进乳管的通畅

一手托住乳房，另一只手的中指和食指由外向乳头方向轻轻地按摩。

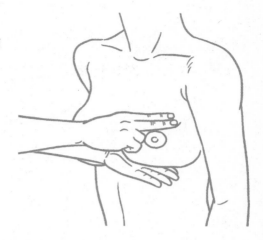

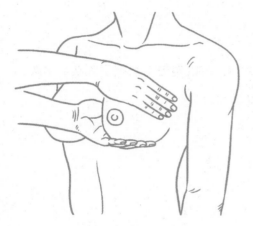

（4）纠正乳头凹陷

双手平放于乳房两侧，上下、左右轻轻揉动4~6次。

双手拇指放在乳头两侧，慢慢向外拉。然后再向上下两侧外拉。重复8~10次。

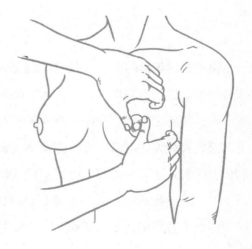

最后捏住乳头向外拉4~6次。

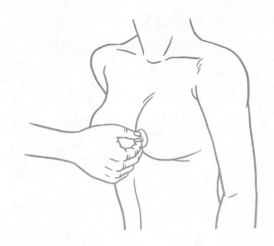

另外，可以用吸奶器吸引乳头4~6次，使乳头膨出。

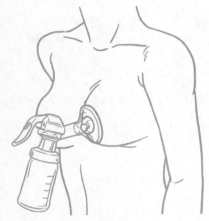

如何进行胸部健美锻炼

随着女性年龄的增长，有的女性胸部开始松弛、干瘪和下垂，这是由于雌激素分泌最旺盛的青春期已过。进入中年后，随着雌激素分泌的减少，胸部的突起和丰满也将随之下降。此期只有靠胸部肌肉的锻炼来保持和实现胸部的健美。通过胸部健美锻炼，可以防止乳腺萎缩，强健胸大肌而使乳房显得丰满挺拔，从而防止出现乳房过早下垂。下面介绍几种胸部健美操：

（1）两脚略分开直立，同时吸气将双臂向前平举。上体90°前倾，背部伸直，两臂向后上方挥举。上体还原，再慢慢举向头上方，吸气，两臂放下，呼气。连

 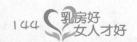

续做4次为一组。

（2）跪姿，两手掌贴地，抬头。曲肘，胸部渐渐接近地面，同时吸气。做此动作时，要感觉到胸部肌肉在用力，不要将臀部后移，借用腰和腿的力量。还原时呼气，做8次为一组。

（3）坐姿，两腿伸直，两脚尖尽量绷直，双手在身后撑地，以手掌和双脚做支撑点，用力向上抬身体，上体和两腿尽可能成水平，呼气，还原时吸气，做8次为一组。

（4）两脚前后分立，前弓后蹬，手持拉力器，将双臂、双肩的水平面往前直伸，接着双臂向后，胸部前挺。此套动作连续做，每分钟15～20次。

（5）做俯卧撑动作，每分钟做15～20次。

（6）手持拉力器，双臂上举，掌心向前，然后双臂以半圆形后展，还原到开始的动作，每分钟做25～30次。

（7）双腿开立，手持拉力器向上挥动，双臂在头的上方做交叉动作，掌心向外，每分钟做25～30次。

（8）两腿自然开立，挺胸，手持拉力器，挥动双臂，在体前做交叉动作，停留片刻还原。每分钟做25～30次。

（9）双手持哑铃站立，一手前平举与肩同高，另一只手沿体侧下垂，然后两臂于体前上下交替平举哑铃，速度同上。

（10）两手持哑铃在体前交叉做大回环，练习时不要弯腰，两臂尽量伸直，每分钟做25～30次。

哪些身体锻炼可使乳房更健美

经常从事适当的身体锻炼，会使女性身心健康，体形健美。一般来讲，无论何种身体锻炼，只要适度、适量，总是有益无害的。对于乳腺而言，上肢及胸部的锻炼更为重要。健康的育龄妇女应经常以各种方式活动上肢及胸部，充分使上肢上举、后伸、外展及旋转，并经常做扩胸运动，使整个上半身看上去结实而丰腺，胸部肌肉健美，这是乳房健美的前提。特别是产后哺乳的妇女，哺乳完成后常有不同程度的乳房萎缩、下垂，更应积极健身，通过胸部锻炼使乳房部的肌肉坚实而健美，韧带拉力增强，可减轻其乳腺腺体萎缩造成的下垂等。乳腺手术后的女性，在手术创口愈合后，亦应积极锻炼，尤其是乳腺癌术后的患者，在行乳腺癌根治术后，上肢锻炼是减少术后并发症的一个有效措施。

身体锻炼随时、随地可做，不必非要在特定的时间及健身房中才做；身体锻炼不拘形式，不必非得做有名目的健身操。因此，无论是什么样的身体锻炼，只要是能够达到充分活动上肢及胸部肌肉的目的，都会使乳房更加健美。

乳腺癌手术后怎样进行康复锻炼

乳腺癌手术后的康复锻炼主要包括两个方面：一是上肢功能锻炼；二是消除上肢水肿。

（1）简单易行的上肢功能锻炼

① 局部按摩：用对侧手掌轻压手术疤痕的上下、左右，推动皮肤进行按摩，以促进局部血液循环，使紧张的皮肤得以松弛。

② 肩部运动：上肢自然下垂，以肩部为中心，上肢做前后、左右运动，活动程度及运动量逐渐加大，以局部不产生疼痛为度。

③ 外展运动：两手握拳，两上肢向外做平举外展运动，重复多次，然后两手手指交叉，置于脑后，两肘努力向后振动，使胸壁皮肤受牵拉，一张一弛。

④ 摸高运动：面壁而立，尽力用手摸及墙壁的某一高度，做下标记。这样，可使上肢皮肤因牵拉而变得松弛。

（2）预防上肢水肿发生，促进水肿消退

① 抗感染（抗炎治疗）：减少或避免腋窝积液及伤口感染。

② 加强上肢功能锻炼：促进淋巴、血液回流。

 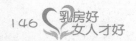

③ 避免患肢过久下垂：平时注意抬高患肢，睡觉时用枕头将手臂垫高。

④ 对肿胀严重的病人可用绷带包扎，压迫患肢。

如何练习气功防治乳腺癌

（1）姿势

以卧式为主，取仰卧或侧卧，可根据具体病情选择。侧卧位向未行手术的一侧（如右乳腺术后可取左侧卧位）。体质好转时可兼取坐式或站式，时间5～10分钟。

（2）呼吸法

① 听呼吸法：静功听呼吸法，自然放松地取仰卧或左、右侧卧位，何种体位感觉舒适即取何种体位。"心息相依"，注意力集中两耳根，听呼吸出入而不闻其声，既不数息，亦不意守，只听息而已。

② 龟息法：取仰卧或侧卧，凝神静卧，其状如龟，伸颈吐气，缩颈吸气，其息甚微，绵绵若存，用之不勤，动作甚柔，思念任脉。体质好转可取坐式或站式，练功5～10分钟。

③ 胎息法：培养精、气、神，禁绝性生活，取右侧卧位（肝脏手术后取左侧卧位），右腿弯曲，左腿搁右膝上，右手置左膝盖上，左手置两大腿中间，状如婴儿在母腹中，一心思念脐部，以脐呼吸，带动鼻息，气之出入，轻柔细匀。

（3）入静

以取尸居法为最佳。正身放松，不思呼吸，惟念丹田，万念皆消，犹如身亡，居床上。呼吸动作，以腹带鼻。

（4）辅助功

晨初露，面阳而立，作龟息法气功呼吸5分钟，慢步15分钟，打简化太极拳一套，体质日健，可将气功操作增到早晚各1次。

运动能防乳腺癌

美国研究人员发现，每天运动一小时或更长的时间能使妇女患乳腺癌的风险减少20％。发表在美国《咤内科学文献》杂志上的这篇报告显示，这项研究进一步证明，运动能预防乳腺癌。1997年，挪威研究人员所进行的一次小规模的研究显示，一周至少运动4小时能使妇女患乳腺癌的可能性降低1/3。

负责该项研究的波士顿妇女医院的研究人员洛克希尔说："运动之所以能预防乳腺癌，是因为运动能减少妇女体内的雌激素，而雌激素能刺激乳房细胞增长，并增强乳房组织癌变的可能"。研究人员对121701名、30~55岁的妇女进行了问卷式调查研究，同时，洛克希尔和她的同事又对1980年~1994年间，有关这些妇女的健康资料进行了分析，他们发现，在85364名妇女中，有3137名妇女患有乳腺癌。

研究结果表明，每天运动一次的妇女，与那些每周运动不到一小时的妇女相比，其患乳腺癌的风险要低20％。这些运动包括快步和慢跑，而不是做家务或做园艺工。

急性乳腺炎的按摩

（一）发病原因

（1）乳汁的淤积：乳汁淤积有利于入侵细菌的生长繁殖。原因有：① 乳头过小或内陷，妨碍哺乳，孕妇产前未能及时矫正乳头内陷，婴儿吸乳时困难。② 乳汁过多，排空不完全，产妇没有及时将乳房内多余乳汁排空。③ 乳管不通，乳管本身炎症，肿瘤及外在压迫，胸罩脱落的纤维亦可堵塞乳管。

（2）细菌的侵入：乳头内陷婴儿吸乳困难，易造成乳头周围的破损，是细菌沿淋巴管入侵造成感染的主要途径。另外婴儿经常含乳头而睡，也可使婴儿口腔内炎症直接侵入蔓延至乳管，继而扩散至乳腺间质引起化脓性感染。其致病菌以

乳房好
女人才好

金黄色葡萄球菌为常见。

（二）临床表现

乳房有红、肿、热、痛的一般炎症的表现。急性乳腺炎在开始时患侧乳房胀满、疼痛，哺乳时尤甚，乳汁分泌不畅，乳房结块或有或无，全身症状可不明显，或伴有全身不适，食欲欠佳，胸闷烦躁等。此后，局部乳房变硬，肿块逐渐增大，此时伴有明显的全身症状，如高烧、寒战、全身无力等。常可在4～5日内形成脓肿，出现乳房搏动性疼痛，局部皮肤红肿，透亮。成脓时肿块中央变软，按之有波动感。若为乳房深部的脓肿，可出现全乳房肿胀、疼痛，高热，但局部皮肤红肿及波动感不明显，需经穿刺方可明确诊断。急性乳腺炎常伴有患侧腋窝淋巴结肿大，有触痛。

（三）预防与治疗

① 及时或定时排空乳汁

② 正确哺乳防止乳头皲裂

③ 发生乳腺炎时暂停所有催乳食品

④ 热敷

⑤ 体温39℃以上暂停母乳喂养

⑥ 外敷：仙人掌

⑦ 蒲公英煮水喝

⑧ 按摩：应以输液消炎为主。适当的按摩起到辅助作用，按摩方法与乳汁淤滞相同。按摩手法应先轻后重，先近后远。

⑨ 饮食以清淡为主，保证新鲜蔬菜和水果的摄入，可以在菜内加通草。

▎乳头皲裂的按摩

乳头皲裂是乳头、乳晕部发生大小不等的皮肤裂口。

主要原因：

- 分娩后未能正确掌握喂哺技巧，婴儿含吮不正确，喂奶不当，时间过长。
- 过度地在乳头上使用肥皂、酒精干燥剂之类的刺激物品。
- 乳头皮肤娇嫩
- 乳头畸形
- 乳汁过多分泌外溢，引起乳头糜烂或湿疹。

哺乳前预防及措施：

① 母亲采取舒适松弛的体位

② 轻轻按摩乳房以刺激泌乳反射

③ 挤出少量乳汁，使乳晕变软，容易被婴儿含接吸吮

哺乳时预防及措施：

① 婴儿含接的姿势要正确

② 先用损伤轻的一侧乳房哺乳

③ 交替改变哺乳体位

④ 不要硬把乳头从婴儿口里拉出来

饮食调理：可以用桃仁莲藕汤和虾米白菜来调理。

乳头扁平或凹陷的按摩

1. 乳头扁平

乳头扁平：乳头与乳房皮肤在同一水平面不能竖起，也称平坦乳头。

原因：产前未完全矫治的先天性短平乳头，产后过度充盈累及乳晕，被顶进来的乳晕与乳头几乎在同一条水平线，使乳头显得比较平坦。

预防措施：① 乳母应取舒适松弛的坐位姿势。② 湿热敷乳房3~5分钟，同时

按摩乳房以刺激泌乳反射。③ 挤出一些乳汁，使乳晕变软，继而捻转乳头引起立乳反应。

哺乳时要掌握以下要领：① 在婴儿饥饿时，先吸吮平坦的一侧乳头。② 婴儿应取环抱式或侧坐式喂哺，以便较好地控制其头部，易于固定吸吮部位。③ 若吸吮未成功，可用抽吸法使乳头突出，并再次吸吮。

哺乳结束后继续纠正：① 用吸奶器帮助吸乳头，或者在丈夫帮助下吸乳头或牵拉乳头。② 继续在二次哺乳间隙佩戴乳头罩，以保护乳头。③ 需要注意的是，对暂时吸吮未成功的婴儿，切忌应用橡皮乳头，以免引起乳头错觉。

2．乳头凹陷

（1）主要症状

I型：乳头部分内陷，存在乳头颈。

II型：乳头全部凹陷在乳晕中，但可用手挤出乳头。

III型：乳头完全埋在乳晕下方，无法使内陷乳头挤出。

（2）主要原因

乳头内陷主要是先天性的，但也可以由外伤手术、乳腺肿瘤以及乳腺炎后的纤维增生引起。

（3）预防及措施

① 手法牵拉。少女时期是乳房发育的重要时期，也是纠正乳头内陷的重要时期，经常牵拉乳头，可以使双乳突出，周围皮肤支持力度增大，起到定型作用。② 吸引法。妊娠后每日应用乳头矫正器吸引乳头数次，利用其负压促使乳头膨出。③ 用乳头矫正器治疗乳头平坦和凹陷。

3．按摩

按摩手法可以采取梳法、按法和揉法。

可以选择的穴位：

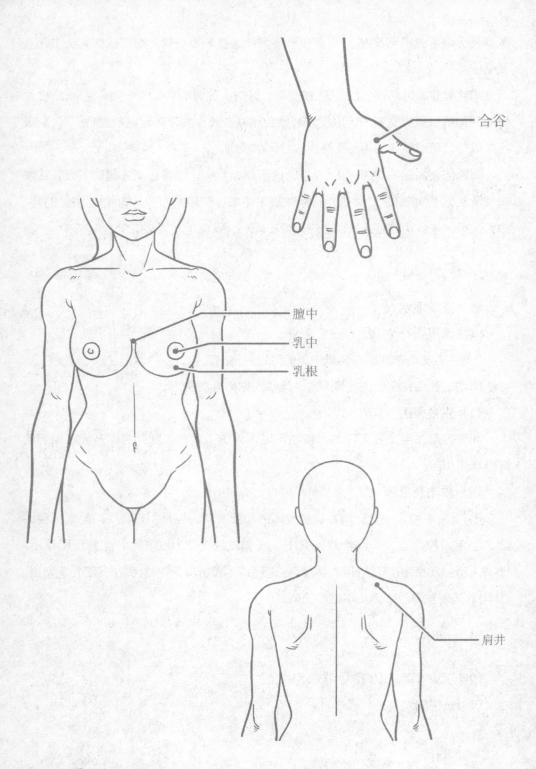

合谷

膻中

乳中

乳根

肩井

（1）从乳房两侧向乳头中心用力挤出一些乳汁，用两手拇指和食指平行轻压乳头两侧，秘密地由乳头向两侧外方拉开，再捻转乳头使乳头向外凸出。同样方法对另外一侧乳头。

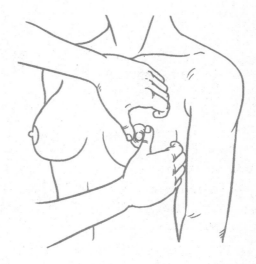

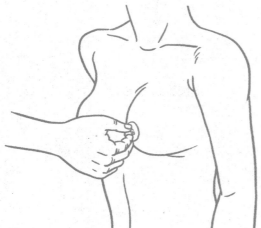

（2）用拇指、食指和中指轻捏拿乳头2~3分钟。

（3）五指从远端向乳头方向梳乳房4~5分钟。

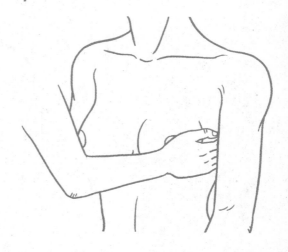

（4）点按膻中穴5次。

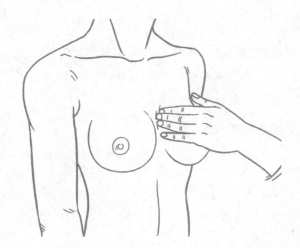

（5）点按乳根穴5次。

（6）点按乳中穴5次。

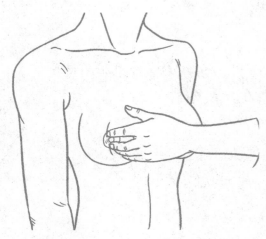

乳房好
女人才好

（7）点按肩井穴5次。

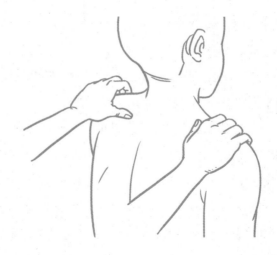

（8）点按合谷穴5次。

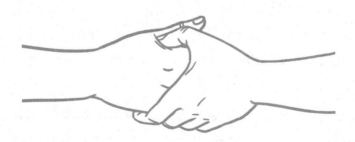

饮食以清淡为主。可以选用的食谱有：姜爆南瓜和紫菜猴头菇汤。

按摩消除乳汁淤滞

1. 乳汁淤积

（1）主要症状：乳汁淤积症是哺乳期腺叶的乳汁排出不畅，致使乳汁在乳内积存而成，主要表现为乳房有肿块，肿块可移动，皮色不变，按之胀痛，皮肤不热或微热。

（2）主要原因：母亲没有及时有效的哺乳，因乳汁分泌过多而没有及时排空，或在乳腺管还不够通畅时就大补引起的。

（3）措施：① 采取正确的哺乳姿势，妈妈和宝宝胸贴胸，腹贴腹，宝宝的下巴贴妈妈的乳房。妈妈可采取坐位、侧卧位，让宝宝吸吮住乳头、乳房和大部分乳晕，乳宝嘴与乳房衔接好，避免妈妈乳头受损。② 哺乳前可以用热毛巾热敷3~5分钟，然后按摩乳房，并用手指将乳汁挤向乳头处，使乳腺管通畅。③ 哺乳时，先从感受阻塞的一侧乳房开始哺乳，宝宝饥饿时吸吮力最强可缓解乳腺管堵塞，每次哺乳要将乳汁吸空。

2．乳腺管堵塞

（1）主要症状：乳腺管就是将乳房分泌的乳汁输送到乳头部位的管道。乳腺管堵塞是哺乳早期常见的一个问题。

（2）主要原因：① 给婴儿喂奶的时间和次数太少，使分泌过多的乳汁堵塞了乳腺管。② 胸罩太紧，阻碍了乳汁的正常流动而造成了乳腺管堵塞。③ 过于干燥的分泌物堵塞了乳头，使乳汁倒流而引起了乳腺管堵塞。④ 冬季发生乳腺管堵塞的情况比较多见。

（3）预防及措施：① 哺乳前应该采取的措施：如果说是胸罩太紧，就放松一下，或者脱去胸罩；对患侧乳房热敷3~5分钟并做乳房按摩、拍打和抖动。② 哺乳时应该注意的问题：首先先用阻塞的一侧乳房进行哺乳，因饥饿的婴儿吸吮力最强，有利于吸通乳腺管。其次是吸吮时让婴儿将乳头和大部分乳晕含吮在口内，使之有效的吸吮。三是每次哺乳改变抱婴姿势，充分地吸空各叶乳腺管。四是哺乳同时按摩患处乳房。五是频繁的哺乳，将乳汁排空，如果婴儿因某种原因不肯吸奶可将奶挤出，最后是在喂奶的同时，轻轻地按摩乳房的红肿或疼痛的区域。

（4）按摩手法可以采取指揉法、指梳法和点按法。

按摩穴位可以选择：

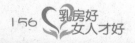

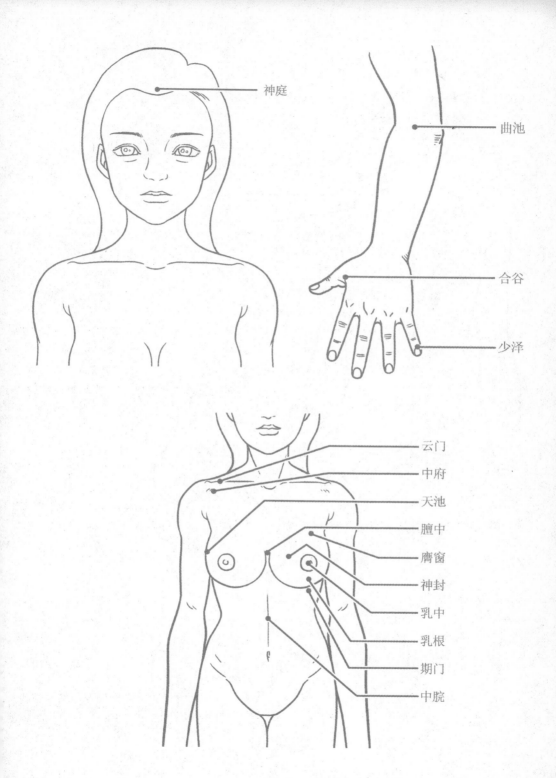

神庭

曲池

合谷

少泽

云门
中府
天池
膻中
膺窗
神封
乳中
乳根
期门
中脘

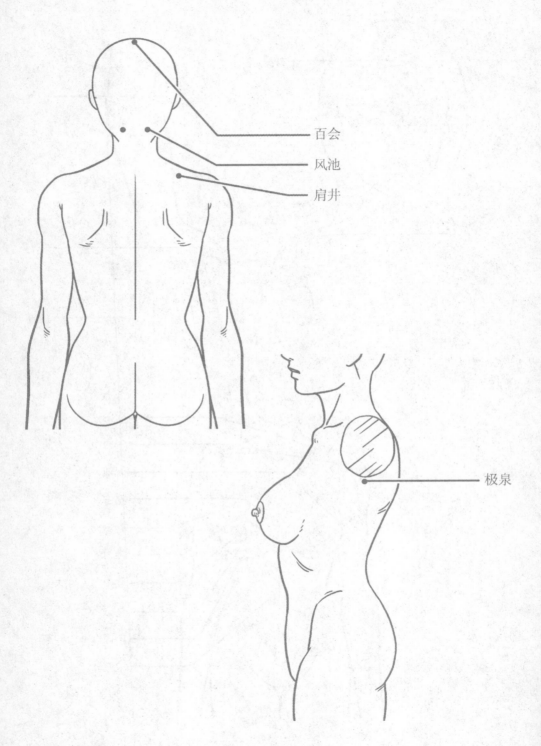

百会

风池

肩井

极泉

乳房好
女人才好

按摩的方法与步骤：

① 从头的前额开始，五指分开，稍用力从神庭逐渐移到百会，再移到风池穴，重复5~10次。

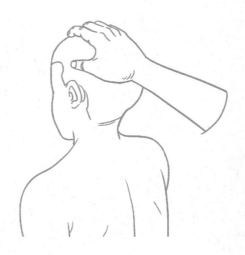

② 双手拿双侧肩井穴2~3分钟。

③ 拿湿热毛巾热敷乳房4~5分钟，在乳房上涂麻油，一手托起患侧乳房，另外一只手三指并拢，在乳头和乳晕处轻揉，以引起排乳反射。继续施加指揉、指摩、指梳等方法，直到肿块消失、淤滞的乳汁排出。

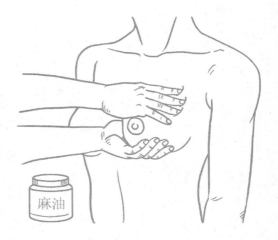

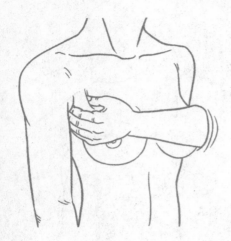

④ 拿捏患侧胸大肌3~5次。

⑤ 弹拨极泉穴3~5次。

极泉

⑥ 点按膻中穴5次。

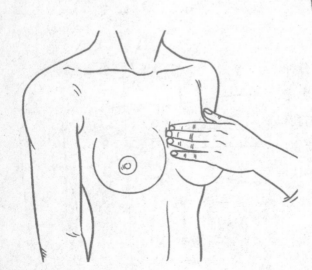

乳房好
女人才好

⑦ 点按乳中穴5次。

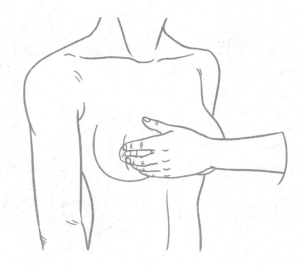

⑧ 点按乳根穴5次。

⑨ 点按天池穴5次。

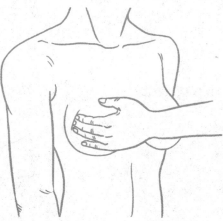

⑩ 点按鹰窗穴5次。

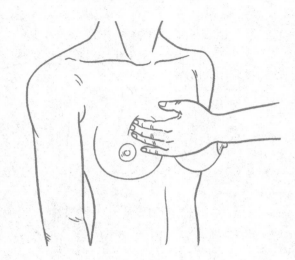

⑪ 点按神封穴5次。

⑫ 点按曲池穴5次。

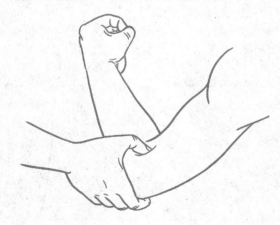

乳房好
女人才好

⑬ 点按合谷穴5次。

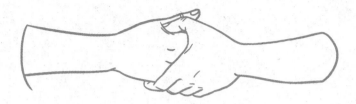

⑭ 点按少泽穴5次。

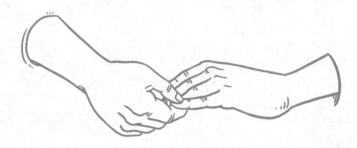

饮食上建议产妇清淡、减少浓汤，保证新鲜蔬菜和水果的摄入。

通草鲫鱼汤

通草有通乳汁的作用。通草与消肿利水、通乳的鲫鱼、豆芽共煮制汤菜，具有温中下气、利水通乳的作用。主治妇女产后乳汁不下以及水肿等症。

用料

鲜鲫鱼1尾，黑豆芽30克，通草3克，精盐适量。

制法

① 将鲫鱼去鳞、鳃、内脏，洗净；黑豆芽洗净。

② 锅置火上，加入适量清水、放入鱼，用文火炖煮15分钟后，加入豆芽、通草、精盐，等鱼熟汤成后，去豆芽、通草，即可食鱼饮汤。

特点

汤鲜美，鱼嫩，清口。

另外，产妇可以适当饮用玫瑰花茶。

第七章

生活中如何呵护乳房

怎样进行乳房保健

要想使乳房丰满，可以选择以下措施。

增加营养。乳房的发育与营养有密切关系，少女时期就应开始注意营养，以保证各生理器官的正常发育。促使胸部丰满的食物，除含蛋白质丰富的食物外，还有富含淀粉类的南瓜、洋芋、番薯和富含维生素B、维生素C的食物以及绿色蔬菜、柑橘类水果等。尤以锌元素促进乳房生长发育，是性征及性功能的催化剂，故年青女子应多吃含锌的瘦肉及核桃仁等食品，可使乳房丰满，有韧性而不发生变形。

加强锻炼。运动员和舞蹈演员，由于经常舒胸展臂，胸肌得到锻炼，乳腺导管也得以充盈，故乳房丰满健美。乳房小的女性应当多做美胸体操、跳迪斯科舞。

按摩。经常按摩乳房可使其丰满挺耸，可收到令人满意的效果，常用的方法有三种，按压大椎穴、旋转按摩法和轻压法。按压大椎穴，大椎穴位于第七颈椎（颈椎中椎体最大的1个）下方的空隙处。按摩时美容者可坐在椅子上，然后用两手中指分别按压大椎穴、两肩内俞穴（大椎穴旁开1.5寸），约30秒钟。旋转按摩法，此法可自行按摩。一手放在乳房下侧，从胸骨向腋下向外按摩，另一手放在乳房上侧，由腋下向胸骨按摩，两手同时相对进行，按摩20次，再换一侧。按摩时可取坐位，也可仰卧。此法可以促进乳房发育，起到隆胸作用。轻压法，先用右手托住右乳房，再将左手轻放右乳房上侧，右手沿着乳房用掌心向上托，左手顺着乳房向下轻压，20次以后，再按摩左乳房。此法可增加乳房弹性，有益于乳房发育。上述方法如在淋浴时进行，效果更好，坚持3个月，一般可使乳房隆起1～2厘米。

怎样正确地使用胸罩

胸罩的发明，不仅结束了女性束胸的痛苦，也给女性健美带来了福音。戴胸罩不但可以展现出女性的曲线美，更重要的是对身体健康十分有利。

乳房好
女人才好

戴胸罩可使乳房得到支持和扶托，避免乳房下垂，保证乳房的形态美。乳房是由腺体、脂肪和结缔组织构成，没有骨骼和肌肉支托，容易下垂，影响健美。胸罩有造型作用，可以支托乳房，维护乳房的形态美。

戴胸罩能缓冲外力的冲击，保证乳房血液循环通畅，有利于乳房的正常发育。如果不戴胸罩，乳房摆动度大，乳腺管会受到不均匀的牵拉，特别是运动和劳动时，乳房的颤动度更大，使乳房周围的韧带逐渐松弛，造成乳房血液循环不畅，不仅会影响乳房的发育，也容易发生乳房疾病。

胸罩的选择要根据季节、乳房大小及年龄来选配。学生最好用布胸罩，布胸罩一般为简便型，比较薄，吸湿散热性好，较适合于学生身体代谢快的要求。胸罩尺码与底胸围（乳房下的紧身胸围）大小相同就可以了。不要选号码小的，带子也不要太窄（2厘米以上为好）。如果胸罩太紧、太窄，就会压迫乳房造成发育不良，特别是处于发育期的女孩子，绝对不要沿用束胸的旧习。束胸不但影响乳房的正常发育，还会影响胸廓的正常呼吸运动。成年女性也不宜将胸罩束得太紧，这样不仅有碍呼吸，还会因压迫而形成乳头内陷，造成将来哺乳困难。选择弹性胸罩要测好自己的底胸围和顶胸围（乳房最突出部分的紧身胸围），并算出二者之差，这个差数称为胸围差，胸围差是选择胸罩型号的依据。胸围差6～8.5厘米为AA型，8.5～11厘米为A型，11～13.5厘米为B型，13.5～16厘米为C型，16～18.5厘米为D型。

胸罩戴上后要感到舒适，睡觉时要将胸罩松解开，以便于呼吸和睡眠。戴胸罩要养成习惯，不分季节，不仅夏天戴，冬天也要戴。从戴上胸罩起，不论婚前婚后、妊娠、哺乳都要戴，一直坚持到老年，这对身体有益。

女性各个时期乳房的保养

丰满的乳房是女性的特征之一，也是哺乳的器官，因此应当对女性的乳房进行保护。女性在人体发育的不同时期，乳房的结构和功能，都有很大的差别，易患乳房疾病的种类也不同。下面分五个时期谈谈女性乳房的保护。

婴幼儿和儿童期。从两个月到10岁左右是婴幼儿和儿童期。这个时期女孩子的乳房处于不发育状态，一般不会得什么病，不需要特殊的保护，只是不要用手去揉捏乳房就可以了。

青春前期。十一二岁的女孩，一般乳房就开始发育，乳头出现硬结并有轻微的胀痛，乳房慢慢丰满起来。以后就进入青春发育期。这个时期要注意的是，女孩应当养成戴胸罩的习惯。胸罩大小要合适。胸罩太大了，对乳房起不到支托和保护作用，胸罩太小了，会妨碍乳房的发育。如果女孩年满15岁，乳房还没有发育，就应到医院去检查。

怀孕时期。一般来说，妇女怀孕的时期，乳房都有明显增大。这个时期，孕妇的上衣应当宽大一些，还要注意乳房的清洁。每天要用肥皂和温水轻轻洗乳头和乳晕，然后用毛巾擦干，开始用软毛巾擦，以后逐渐改用粗毛巾擦，目的是锻炼皮肤，使皮肤增强耐摩擦的能力，这样在给孩子喂奶的时候，乳头就不容易擦伤。另外，每次清洗以后，还应当在乳头、乳晕上涂油脂，可以防止乳头破裂。孕妇的乳头如果往里凹或者扁平，每天要用手轻轻向外牵拉，或者用吸乳器抽吸。这样乳头可以得到矫正，新生儿吃奶就不会发生困难了。

哺乳期。哺乳期是乳腺功能的旺盛时期，这个时期最常见的乳房疾病是感染和发炎，要注意乳房的清洁卫生。每次喂奶以前，要把乳头洗干净，还要注意正确哺乳，防止乳汁淤积。一般来说，产妇在生孩子12小时以后就可以喂奶，以后每隔3~4小时喂一次，夜里可以间隔6小时。每次喂奶的时候，应当使奶汁尽量排空，奶汁吸不完，可以用手挤出来，或者用吸奶器吸出来。另外，在给孩子喂奶的时候，应当把乳房托起来，喂完奶，还应当用手顺乳管的方向按摩乳房。

更年期和老年期。据调查分析，妇女在40岁以后，容易得乳腺癌。所以这个时期要特别注意乳房里有没有硬块，如果发现有小硬块边界不清，表面不平，在皮下不能推动，又有乳汁分泌，就应当及时到医院检查、治疗。

乳腺癌术后多久可以考虑乳房重建问题

乳腺癌手术后，在短时间内患者为自己的癌症得以根治切除而高兴，但不久就会产生一种内心的创伤，因为她们失去了乳房而感到自己是残缺的人、没有女性的性征而悲观失望。对于经过乳房切除术的女士来说，最好的帮助来自于丈夫的理解。但是做丈夫的并不都是能够理解妻子的，特别是在手术前就存在婚姻破裂问题的，手术后的情况会更糟。

关于乳腺癌术后实施乳房重建手术的时机，可以从一次性乳房成型手术和二次性乳房成型手术，两种情况来考虑。

（1）一次性乳房成型手术：对于完全治愈可能性极大的早期乳腺癌（Ⅰ期乳腺癌及部分的Ⅱ期乳腺癌），可以考虑实施一次性乳房成型手术。反对一次性乳房成型手术的外科医师则认为，重建的乳房会妨碍早期发现乳腺癌术后的复发情况。但近年来的统计资料表明，Ⅰ期乳腺癌改良根治术的5年生存率约为87％，10年生存率可达67％，与传统的乳腺癌根治手术疗效没有差别，因此可以考虑在乳腺癌手术的同时实施乳房成型手术。此外，一次性乳房成型手术还可以避免乳腺癌手术后由于局部引流及瘢痕挛缩所产生的疼痛。

（2）二次性乳房成型手术：如果没有实施一次性乳房成型手术，可以在乳腺癌根治手术后的1~5年间，在确认没有乳腺癌局部复发及转移的情况下，实施二次性乳房成型手术。

有的国内学者认为乳腺癌术后的乳房重建以乳腺假体隆乳术最为理想。而且二次性乳房成型手术若机械地坚持等待乳房切除术后1~5年才实施，就忽视了病人乳房切除后的精神痛苦。乳房切除术后，覆盖胸廓的组织在6个月以后会自由活动，因此可以认为在切口愈合后的6个月以后便可以实施二次性乳房成型手术（隆乳术），此处所言的6个月是指切口愈合后6个月，而不是手术后的6个月，因为很多术后伤口常常开放数周甚至数月或数年。

上述的一次性及二次性乳房成型手术时机是站在医师的立场上来考虑的，若站在病人的立场上，失去乳房的是病人而不是医师，病人有在清楚地了解病情的基础上接受手术的权利，因此手术的时机应该是既尽可能减少病人乳房切除后的精神痛苦，又符合临床上所要求的手术适应证。

何种情况下不宜行乳房再造手术

无论如何，因乳房切除手术而失去乳房的女士都有一定程度的精神痛苦，重新获得已经失去的乳房也是每个患者内心的渴望。遗憾的是并不是在任何条件下都可以实施乳房重建手术。那么什么情况下不宜行乳房再造手术呢？

当扩大根治手术切除了部分胸壁，或手术后用游离全层皮片来修补胸壁时，或大量放射线损伤外表层皮肤时，不能进行乳房重建术。如果上述情况下，患者要求进行重建术，必须应用转移皮瓣或管形皮瓣，分期重建。由于对侧乳房有发生癌症的危险，所以用切开对侧乳房来进行重建术或修补术是不合理的。

当然，如果可能的话，还可将皮瓣或皮管重建乳房的方法同假体植入重建的方法结合起来。这样，就可以移植较少量的其他部位的组织，重建的乳房可能会更加完美。

以上所述的是实施手术的局部条件。此外对于部分Ⅱ期以及Ⅲ、Ⅳ期乳腺癌，特别是浸润性乳腺癌已经有血管浸润的情况下，因为有局部复发的可能，故不适合实施乳房重建手术。

女婴出生后应该挤乳头吗

民间有一种说法，即女婴出生后，应该挤一挤乳头，以免日后乳头凹陷。其实，乳头是否凹陷，取决于其胚胎时期乳腺的发育情况，并不在于出生后的那一下挤。而出生后挤压乳头，却有可能造成小婴儿的乳房发生感染，因此，一定不要自行挤压婴儿的乳头。如果发现女婴的乳头有任何异常，均应到专科医生处就诊。

 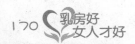

给孩子吃滋补品会对乳房发育产生什么影响

现在，商场里面出售各式各样的滋补品，所介绍的功用也很多，据称其中有些可以增强孩子的记忆力，提高孩子的学习成绩，因此，一些家长给年幼的孩子买来服用，希望借此使孩子的"名次"能提前几名。其实，这些滋补品对于小孩子来讲，不仅是不必要的，而且可能是有害无益的。因为有些滋补品中含有一定量的激素类物质，这种外源性的激素类物质可能会激发孩子的性发育，打乱其自身的内分泌状态，造成不良后果。如有些女孩在7～8岁的年龄已出现"性早熟"的表现，即乳房提前发育，表现为乳房增大，乳晕下肿块，可伴有疼痛，有的还伴有阴道出血。因此，提醒家长们注意，不要指望那些滋补品，应让孩子实实在在吃好一日三餐，适当进行一些身体锻炼，保持良好的体力及精神状态，这才是根本。

青春期女孩子应如何看待乳房发育

每一个处于青春期的女孩子都会遇到这样的问题，即自己的胸部悄悄地隆起了，一对乳房从开始时的平坦变得隆起而丰满，乳头、乳晕部形成了一个小鼓包，以后会逐渐变得更大，总之，一切同以前都不一样了。面对自己身上悄悄发生的然而又是巨大的变化，女孩们会有不同的感受。有的女孩对性的知识知之甚少，加上比较粗心，乳房的变化并没有引起什么心灵的震动，还像从前一样蹦蹦跳跳，一副无所谓的样子；也有的女孩则比较敏感，她们意识到自己乳房的发育后，有几分激动和欣喜，也有几分羞涩和担心，因为乳房的发育意味着自己也长大了，像那些大女孩一样拥有漂亮的乳房了，但是当别人的目光掠过自己的乳房时，又有些不自在，甚至有些尴尬，而且当感到乳房疼痛时，又会有些担心，不知这是怎么回事，不知这是不是正常情况，不知该向谁请教有关乳房的问题，这些女孩常常处于一种困惑状态。还有个别女孩，对乳房的发育感到羞耻，极不愿意被别人看出自己的乳房已经开始长大，因而总是遮遮掩掩，穿很厚的上衣，戴很紧的胸罩，将乳房紧紧地裹在里面，甚至故意含胸，以淡化乳房。

那么，究竟应该怎样看待青春期乳房的发育呢？首先，要明确青春期乳房发育是正常的生理现象，是从"小姑娘"走向"大姑娘"的第一步，因此，既不要过于紧张，亦不可毫不在意，应该重视自己身体的这一变化。要比以前更加注意保护乳房，使其避免一切外来伤害。要密切注意乳房大小的变化，当乳房已接近成人乳房大小时，应开始戴胸罩。如果在乳房发育过程中，出现乳房疼痛、肿块等，可以告诉妈妈，并让妈妈带着去看医生。不要过早地戴上胸罩，不要戴过紧的胸罩，不要因为害羞而含胸。

愿每一个处于青春期的女孩都骄傲地挺起胸膛，让富于生命活力的乳房有一个宽松的生长环境，让富于青春韵律的乳房尽显女性的风采。

妈妈应告诉处于青春期的女儿哪些关于乳房的知识

如果您有一个处于青春期的如花似玉的女儿，请不要忘记在为其骄傲的同时，还应认真履行自己作为母亲的责任。青春期特殊的生理变化，常常会给少女带来一些心理上的变化，此时，她们非常需要别人的帮助，帮助她们解除对自己身体变化的困惑，帮助她们适应自己身体的变化，帮助她们重新看待长大了的自己。

那么，具体来说，妈妈应该为女儿做点什么呢？首先，妈妈应该为女儿讲解青春期有关乳房的知识，比如，乳房是个什么样的器官，有什么生理功能；一般于何时开始发育，发育过程中可能会出现什么问题，应如何解决等等。妈妈还应告诉女儿如何保护乳房，保护自身不受外来伤害。此外，妈妈还应注意观察女儿，发现其身体上或心理上有问题时，及时予以解决。总之，妈妈应努力成为女儿最好的朋友，特别是在女儿的青春期尤为重要。

老师应如何对待处于乳房刚刚发育阶段的女学生

孩子们每天有很长时间在学校里学习，因此学校里的老师对孩子的成长也很重

 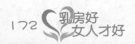

要，有时，一个负责任的老师对孩子的影响可能比家长的影响更大。那么，当您作为一名教师，面对一个处于青春期的女孩，您有没有意识到自己有什么特殊的责任呢？

一个女孩子，当其乳房刚刚开始发育时，总有些特殊的感受，她们生理和心理的变化常常使其比其他时期的孩子更敏感，更容易受伤害，因此也就更需要得到特殊的关注。此时，学校老师应注意观察孩子的细微变化，针对每个孩子的具体情况给予她们帮助。如果发现她们过多地关心自己的生理变化，造成注意力分散，学习成绩下降，不要简单地责备她们，而是要帮助她们分析，指出在身体发育时期更应很好地把握自己，因为从现在起，你已逐渐向"成人"方向发展，要努力做一个对自己、对社会负责任的人。如果发现她们的"自我意识"在增强，内心渴望成为"大人"，而拒绝或抵触别人的教导时，应首先尊重其"自我意识"，尊重她们的人格，谨慎地与之相处，不要动辄以教训的口吻与之交谈，而是试图与她们交朋友，了解她们的思想，为她们解决一些实实在在的问题。此外，学校的老师还有责任教给同学们自我防卫的意识和基本知识，使女孩子们像稚嫩、娇美的小花一样能得到人们的呵护，也学会自我保护。

目前我们的基础教育中，还没有能够在小学阶段开始对孩子进行有关青春期知识的教育，这是一个缺憾。我们的女孩子们直到她们的乳房发育、月经初潮，还不能从学校老师那里得到有关的知识，只能从妈妈那里或从其他同学得到片言只语，其中有些还是不正确的认识，而这样得到的最初的认识有可能影响女孩子的一生。因此，我们呼吁，尽快开展基础教育阶段的青春期教育，像重视知识的传授一样，重视孩子们的身心健康。拥有孩子，就拥有明天。

什么时候应该开始戴胸罩

什么时候开始戴胸罩最合适，没有一个一定的答案，因为女孩子乳房的发育有早有晚，同样年龄的女孩儿乳房的大小可以有很大差异。原则上，我们不主张过早地让她们戴上胸罩，因为胸罩要起到固定、托起乳房的作用，必然会对胸部有一定的束缚，对乳房的发育有一定的影响。但是，也不要在乳房已经发育得非常充分了以后，仍然不戴胸罩，因为没有胸罩的固定、托起作用，日久乳房容易下垂，且活动时多有不便，乳房易受意外伤害。因此，应该在适当的时候，为女孩儿选购胸罩，让她们适时戴上合体而舒适的胸罩。这是每一个女孩儿的妈妈都应该特别关心的问题，不要因为忙于自己的事情而忽略了正在成长中的女孩。

怎样选购胸罩

选购胸罩是平时生活中的小事，但是这里面也有"学问"，因为要根据自己乳房的情况选购具有合适的面料、尺寸、式样的胸罩，也不是很容易的事情。

选购胸罩首先要选择面料。一般主张戴棉布或真丝面料的胸罩，天然织品穿戴起来感觉舒适，夏季吸汗，冬季温暖，不易发生过敏及刺激现象。特别是妊娠、哺乳期妇女，一定要戴天然织品的胸罩，因为化纤织品的纤维进入乳腺导管后，可能会阻塞乳腺导管，影响乳汁的分泌与排泄，造成乳汁淤积，增加感染机会。患有乳房各种疾病者，特别是乳房皮肤病者，亦应选择天然织品的面料，因为此时乳房部的皮肤处于高敏状态，较易受到刺激而发生过敏反应，故不宜使用化纤织品。

选购胸罩要选择合适的尺寸。胸罩过小，对胸部束缚过紧，则影响呼吸，感觉憋气不适，乳房受到束缚，局部血运不良，则易发生各种乳房疾病。胸罩过大，则对乳房的支撑、托起作用无法实现，没有起到胸罩的作用。因此，应该选择自己最合适的尺寸。有条件的话，可请商店的售货员为您量一下胸围，而且要先量乳房根部的乳下胸围，再量乳房顶部即乳头处的过乳胸围，根据这两个尺寸决定所购买胸罩的大小型号。一般来讲，成人胸罩的尺寸即乳下胸围的尺寸加上13厘米，如果过乳胸围比胸罩尺寸大3厘米，则选A型；大5厘米，则选B型；大7厘米，则选C型；大10厘米，则选D型；大13厘米以上，则选E型。如果乳房太小或太大时，则应到商店定做，不要强行让自己的乳房去适应胸罩的大小。

选购胸罩还要选择合适的式样。乳房较小者，可选择里面衬有海绵垫的胸

 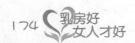

罩，借助其海绵垫可使乳房显得丰满而有型；乳房较大者，则应选择无海绵衬垫但面料稍厚的胸罩，以托起乳房而不致使其下垂，看上去也不致很夸张。乳房有些下垂的女性，则应选择有带子的胸罩，使其尽量向上牵拉乳房。乳房两侧大小不一样的女性，则应依照较大一侧的乳房尺寸选购胸罩，然后在较小一侧的胸罩内另衬特制海绵垫，使两侧乳房看上去没有什么差异，弥补了一大一小的不足。

对乳腺来讲多大年龄时结婚生育比较好

计划生育是我国的一项基本国策，提倡晚婚晚育是实施这项国策的措施之一。婚姻法及计划生育法中对女子结婚、生育的年龄均有详细的规定。我们每一个公民都有义务执行国家的政策法规，不得做任何违法之事。

就乳腺而言，结婚生育的年龄不宜过迟。在乳腺癌流行病学研究中，人们很早就认识到，婚姻及生育状况与乳腺癌的发病关系密切。许多研究表明，乳腺癌与独身、结婚迟或婚姻维持时间短有关；生育迟或不生育可使乳腺癌危险性升高，其中特别是初产年龄与乳腺癌发病更为密切，有学者认为初产年龄大于35岁者或35岁以上未育者患乳腺癌危险性相对较高。因此，在执行国家有关政策法规的前提下，在自己经济条件允许的情况下，可以很好地做出家庭计划，适时结婚生育。

如何在日常生活中注意乳房的保健

现代社会生活节奏快，工作、家事繁忙，特别是拥有家庭的职业女性，更是每天忙忙碌碌，几乎顾不上注意自己的保健。有些比较讲究的女性可能会过多地注意容颜的保健，常常去做皮肤护理及美容，却不知乳房也需要保健。怎样在日常生活中注意乳房的保健呢？其实只需在以下方面多加留意即可，并不需要多花费时间和精力。

（1）营养充足，保持乳房部的肌肉强健，脂肪饱满。

（2）行端坐正，保持优美的体态，特别是不能含胸，应挺胸、抬头、收腹、直膝，使优美的乳房能骄傲地挺出，女性的风采充分展示。

（3）根据自己乳房的情况佩戴质地柔软、大小合体的胸罩，使乳房在呈现优美外形的同时，还能得到很好的固定、支撑。

（4）注意保护乳房，免受意外伤害，在拥挤的公共汽车上及逗弄小孩时尤其应该注意。

（5）注意乳房的清洁，经常清洗乳房，特别是乳头、乳晕部，这一点对于那些先天性乳头凹陷者来讲尤为重要。

（6）定期对乳房实施自我检查，定期到专科医生处做乳房部的体检，有必要时还可定期做乳腺X线摄片。在自我感觉不适或检查发现问题时，应及时就诊，以早期诊断、早期治疗各种乳房疾病。

精神及情感因素会对乳房产生什么影响

良好的精神状态对人的身体健康十分重要，这一点是毋庸置疑的。各种因素导致情绪不佳及精神紧张时，人体内环境的平衡状态受到了干扰，可能会成为许多疾病的诱因。

精神情感因素与一些乳房疾病关系密切。我国医学著作中有关的论述颇多，如《格致余论》指出产后缺乳是由于"乳子之母，不知调养，怒气所逆，郁闷所遏，厚味所酿，以致厥阴之气不行，故窍不得通，而汁不得行"；《疡科心得集》中认为乳癖（乳腺增生病）"良由肝气不舒，郁结而成"；《外科正宗》中认为乳岩（乳腺癌）是由于"忧郁伤肝，思虑伤脾，积想在心，所愿不得者，致经络痞涩，聚结成核"。著名医家朱丹溪还发现家庭破裂，人际关系紧张的妇女，好发乳岩，这种认识在当时的历史条件下实属不易。

现代研究表明，神经精神因素可以影响人体的神经内分泌免疫调节网络的功能。如哺乳期母亲的焦虑、烦恼、恐惧、不安等情绪变化，会通过神经反射引起垂体分泌的催乳素锐减，从而影响乳汁的分泌与排出。情绪不佳或精神紧张通过对下丘脑-垂体-靶腺轴的作用，影响内分泌激素的分泌与代谢，当多种内分泌激素分泌紊乱时，特别是卵巢激素、垂体促性腺激素、催乳素及雄性激素的分泌失衡时，则引起乳腺疾病，如最常见的乳腺增生病等。精神因素通过对免疫功能的影响，降低了机体识别细胞突变的能力，从而成为乳腺肿瘤发病的诱因。

由此可见，精神及情感因素对乳腺的保健十分重要。应避免强烈的、长期的精神刺激而造成的郁闷，心胸开阔，即使遇到烦心的事情也要学会化解及自我宽慰，保持良好的心态。

乳房过大或过小时如何靠穿衣打扮来增加美感

有些女性乳房的大小与众不同，要么过大，要么过小，虽然对其结婚生育没有什么影响，但生活中毕竟有些尴尬，有人甚至有些自卑，觉得最能体现女性风采的乳房长得不符合大众的审美观，真是深感遗憾。其实，如果真是这样，也大可不必着急，每个人的审美观都是各不相同的，有人喜欢这样，也有人喜欢那样，不必非要整齐划一不可。此外，人的美是一个综合概念，面容及身材只是其中的一部分，还有气质及言行等内在美的外部表现。此外，自身形体的一些缺憾还可以靠穿衣打扮来弥补，以增加美感。比如，当乳房过大时，可穿些长款、深颜色、合体、质地略厚的衣服，避免穿短款上衣或束腰带；当乳房过小时，内可戴有海绵衬垫的胸罩，外可穿得颜色上浅下深，式样上宽下紧，可束腰带以夸张上身，避免穿紧身上衣。

总之，穿衣打扮应根据每个人的体形、气质、职业、身份、场合等，万万不可盲目追逐时髦，尤其是乳房过大或过小的朋友，更不可随大流打扮自己，而是应摸索出最适合自己的服饰类型后，一定时期内相对稳定自己的造型，以最佳面目面向社会和他人。

吸烟喝酒也会对乳腺有影响吗

现代女性已经比较彻底地走出了家庭，融入了社会，其中有些人追求"男女平等"，也学会了吸烟、喝酒。烟酒中的有些物质成分对人体的危害已是众所周知，但是它们对于乳腺的影响您了解吗？

许多学者研究吸烟、喝酒与乳腺癌的关系，得出了一些不同的结论。有学者认为乳腺癌的危险性随吸烟量的增加而上升；也有些研究表明吸烟对乳腺有一定的保护作用。喝酒使乳腺癌的危险性增高愈来愈得到大家的共识，有研究表明饮酒量愈大，其患乳腺癌的危险性愈高。但饮酒与乳腺癌关系的研究，因饮酒种类及量的不同，其研究结果也不尽相同，且饮酒引起乳腺癌危险性增加的作用机制也尚未明了。不管怎样，吸烟、饮酒是不健康的生活方式，对乳腺也有害无益，因此应予以摒弃。

对乳腺来讲哪种避孕方式更好

在我国，每一个育龄妇女都有义务响应国家的号召，实施计划生育，因此在已有小孩后，要采取有效的避孕措施。目前我国广大的城市与乡村中，比较常用的有效的避孕方式有：宫内节育器、口服避孕药或避孕针剂、男用阴茎套、输卵管绝育术或输精管结扎术等。选择何种避孕方法因人而异，可根据自己的生理情况及个人的好恶来决定。比如，习惯上人们在生育第一胎之前，通常用口服避孕药或阴茎套避孕；在生育之后，则常使用宫内节育器或行绝育手术。

究竟哪一种避孕方法对乳腺来讲最为合适呢？换句话说就是对乳腺的保健比较有利呢？口服避孕药是否会导致乳腺癌的问题，前文我们已经有所介绍。有文献报道口服避孕药不会增加乳腺癌危险性。但也有学者的研究表明，对于25岁前就开始口服避孕药，伴有乳腺良性增生病的妇女，随着服药时间延长而有增加患乳腺癌的危险性；35岁以前开始服用避孕药者比35岁以后开始服用者患乳腺癌危险性高；生育者服用避孕药比不生育者相对危险度高；第一次服用后再间隔若干年，不增加乳腺癌的危险性，而持续服用或近期服用者则增加危险性。因此，如果应用口服避孕药，最好到乳房病专科医生处进行有关咨询后再服用。而使用阴茎套或宫内节育器对于乳腺来讲，没有什么直接影响，可以比较放心地使用，值得推荐。

流产对乳腺的影响

许多育龄妇女在一生中都发生过一次或几次自然流产或人工流产。那么，流产及流产次数、流产发生时的年龄是否与乳腺癌的发生有关呢？目前，有关这方面的研究尚存在着争议。有学者报道，初产前的早期流产（妊娠不足3个月时的流产）可能增加乳腺癌危险性，但这一说法仍需进一步证实。

不论流产对乳腺是否有影响，流产本身总会对身体带来一些损伤。早孕期的女性应注意营养和休息，免受外伤，尽量不服用各种药物，以避免发生流产。由于人工流产是避孕失败后不得已而为之的手段，因此，仍强调有效的避孕是减少人工流产的关键。应提倡优生优育，提倡积极有效的避孕，尽量避免自然流产及人工流产的发生。

性生活对乳腺的影响

前面我们介绍过乳房的生理功能之一是参与性活动，所以，性生活对乳腺必然有一定的影响。孔子曾说过："饮食男女，人之大欲存焉。"由此可见，性爱是每一个正常人的生活中不可或缺的东西，健康、规律的性生活对人的身心健康是十分有益的。在每一次完美的性生活中，触摸、爱抚、亲吻等性刺激均可以引起乳房的反应，如乳头勃起，乳房表面静脉充血，乳房胀满、增大等，随着性刺激的加大，这种反应也会加强，至性高潮来临时，这些变化达到顶点，消退期则逐渐恢复正常。这样的经历除了使女性的身心愉悦之外，乳房也像是做了一次"体操"，因此，有着良好的、规律的性生活的女性，其乳房也大多很健美。而且，由于在规律的性生活中，女性的乳房经常得到其配偶的触摸，即使出现一些病变亦比较容易被及时发现。可见，健康而规律的性生活对乳房是有益的。需提醒注意的是，在性生活中，男子对其配偶乳房的触摸应轻柔，避免过于粗鲁地重重揉搓，使女性感到不适，而且会对乳腺形成不良刺激。

妊娠期乳房需做哪些准备

妊娠期胎儿在母体中孕育，准妈妈需要做好许多方面的准备，以迎接新生命的降临。这些准备包括生理的和心理的，也包括身体内部自然进行的和准妈妈必须要亲自做的。除了给将出世的孩子准备些小衣服之类的物质准备之外，"妈妈"们还要学习一些做妈妈的基本知识。这里我们将要讲的是，如何做好孕期乳房的准备，让小宝宝一出世就能吃上可口的"大餐"。

如前文所述，在女性的妊娠期，乳房会发生一些生理变化，随着妊娠月份的加大，其变化愈加明显，从外观上看出现乳房体积增大，皮下浅静脉曲张，乳晕色素逐渐加深且范围加大，乳晕区出现米粒大至绿豆大的皮肤小结节，乳头变硬、增大、凸出、挺立，可出现初乳等。这些变化都是正常的，是为了产后哺乳人体自身所做的准备。"妈妈"应该做的是增加营养，保证将来哺乳时乳汁能源源不断地"生产"出来；天天用温水清洁乳头乳晕部，保证乳房部不发生感染，将来使乳汁能干干净净、源源不断地输送出来；临产时轻轻按摩乳房部，使初乳能顺利地排出，及时给小宝宝吃。

总之，妊娠期乳房保健对今后的哺乳起着非常关键的作用。可见，做妈妈实际上是从孩子尚在腹中即已开始了。

中年妇女乳房保健应注意些什么

一般来讲，将35~45岁的女性称之为中年妇女。中年妇女的生活负担及工作负担最重，即所谓的上有老、下有小，在工作单位又是骨干力量，所以常常

顾此失彼，每日疲惫不堪。在这种情形下，中年妇女最容易得各种疾病。近年来，乳腺癌的发病已有高峰年龄提前的趋势。因此中年妇女更应格外注意乳房的保健。

除了前文提到的在日常生活中需要做到的乳房保健的内容之外，还应特别注意加强锻炼，使自己能在一个相当长的时间内保持良好的体形，这不仅仅是为了爱美，而是因为体形发胖后，患乳腺癌的危险性会有所增加，所以要尽量避免身体发胖。在饮食起居中也应注意，少进食含高脂肪的食物，不吸烟、不酗酒，生活规律，保持心情愉快。另外，认真去做每一次单位组织的体检，如果您从事个体经营或目前下岗在家，则应自己每年安排一次体检，进行全面的身体检查，重点检查乳房情况，特别是既往患有各种良性乳房疾病者，更应重视乳房的体检。平时也应坚持做乳房的自我检查。在健康方面投入的金钱和时间是最值得的。

为何有时中年以后乳房又有些增大

中年以后的妇女有时会发现自己的乳房比年轻时似乎又增大了一些，这是正常现象吗？一般来讲，进入中年以后的妇女，随着年龄的增长，体内激素水平会发生一些变化，从而其外部形体也会发生一些相应的变化，这些是正常的。比如，多数妇女都会有不同程度的发胖，因而乳房也会相应地有些增大，这并不是乳房仍在发育的缘故，而是乳房内的脂肪组织增多所产生的结果。但是，假如一侧乳房出现增大，而且质地较硬，乳房内还可触及肿块，则应立即到专科医生处就诊，以及时发现乳房病变。

更年期妇女服用激素替代剂会导致乳腺癌吗

更年期妇女由于卵巢功能衰退，体内雌激素分泌量减少，有些妇女会出现"更年期综合征"的表现，如月经紊乱，烦躁易怒，精神疲乏，头晕耳鸣，心悸失眠，烘热汗出等，严重者出现性格改变及轻度精神失常。更年期是由壮年向老年过渡的时期，是一特殊的生理变更时期，应做好充分的身心准备。

近年来，国外比较盛行在更年期服用激素替代剂，以缓解更年期综合征的表现，国内也开始有使用激素替代剂者。更年期妇女是否应该服用激素替代剂是有一定争议的问题。有学者认为，服用激素替代剂可以补充更年期妇女内源性激素的不足，有效地缓解更年期综合征的各种症状，并可预防妇女在绝经后由于雌激素分泌锐减而发生的冠心病、骨质疏松症等。因此，应该说服用激素替代剂对处于更年期的女性是有一定益处的。但是，服用激素替代剂是否导致乳腺癌的问题，近年来引起了国内外学者愈来愈多的关注。国外有学者报道：50岁的妇女中，未服用激素替代剂者，每1000人中有45人患乳腺癌；而服用激素替代剂5年者，每1000人中有47人患乳腺癌，服用激素替代剂10年者，每1000人中有51人患乳腺癌。提示服用激素替代剂可使妇女患乳腺癌的危险性增高，并且服用激素替代剂的时间愈长，其患乳腺癌的危险性愈高。

因此我们认为，更年期妇女服用激素替代剂应慎重。如果无明显的更年期综合征的表现或仅有较轻程度的不适感，则可不服用激素替代剂而使用其他方法，如积极锻炼身体，参加丰富多彩的社会活动，以保持良好的心境和身体状况。确有明显的症状者，可服用中药，或在医生指导下少量、短期服用激素替代剂。

老年妇女怎样进行乳房保健

也许有些人认为，老年妇女在绝经之后，卵巢功能已经退化，乳房已经萎缩，腺体已经进入了平静的老年期，基本完成了其一生的任务，而退出了"历史舞台"，还需要特别保健吗？其实，正是进入了老年期，才应该更加注意乳房的保健。前面我们已经介绍过，乳腺癌的高发年龄段是在45岁以后，因此，老年妇女的乳房保健及防癌意识应该更强，任务更重。

绝经后的老年妇女，由于体内雌性激素的减少，其乳房发生了一些变化，如乳房体积变小、松软下垂，皮肤皱襞增加等。这时，应坚持每月一次的乳房自我检查，每年一次到专科医生处进行体检，随时注意乳房的细小变化，发现问题，立即检查治疗。另外，需提醒注意的是，老年妇女应谨慎服用激素替代剂，如果服用则必须在医生的指导监控下进行。

如何做乳腺的自我检查

乳腺的自我检查是乳腺癌二级预防的一个重要组成部分，是一种简便易行的检查方法，一般妇女在短期内即可学会。检查时间以每月一次为宜，每次应在月经来潮的第10天左右，因为此时乳腺组织受各种内分泌激素的影响最小，乳腺腺体相对来讲比较松软，所检查到的情况不会受生理性因素带来的乳腺组织周期性充血、肿胀等干扰，能够比较真实、确切地反映乳腺组织的病变。由于在一个月经周期中不同时间的腺体组织可以有较大不同，故应切记在每个月的相同时间进行乳腺自我检查，否则，可能会将正常情况当作病变或将真正的病变遗漏，造成假阳性或假阴性结果。对于那些已经手术切除卵巢而没有月经的女性或已绝经的老年妇女来讲，由于没有月经周期中各种激素的作用的影响，所以，可随意选择每月中固定的一天进行自我检查。

检查时，首先是视诊。有条件的话，要求上半身完全裸露，直立或端坐于较大的镜子前，面对镜子首先进行观察。需观察乳房各部分的外形轮廓是否自然如常，有无膨出或凹陷；乳房的大小是否有改变；乳房皮肤色泽如何，有无红肿、皮疹、溃破、浅静脉怒张、皮肤皱褶、橘皮样改变等；乳头是否有抬高、回缩、凹陷，有无异常分泌物自乳头溢出；乳晕颜色是否有改变，有无湿疹样改变等。观察中应注意对比两侧乳房的情况，观察其对称性是否存在，特别是两侧乳头是否在同一水平面上等。一般来讲，如果新出现了两侧乳房外观的明显不对称现象，应引起足够的重视。另外，别忘了看看换下来的内衣上面有无乳头分泌物留下来的污渍。

接下来，要进行触诊，也就是说要用手进行检查。应取端坐位或平卧位，如取坐位，两臂应放松，不要夹紧；如取平卧位，应用枕头或衣物垫于肩部下面，使肩部略抬高。将左手手指并拢平坦地放在右侧乳房上面，用除拇指外的四个手指指端掌面轻柔地触摸乳房各部位。注意不要用手指去抓捏乳房，避免将正常的乳腺组织误认为是肿块。将乳房以乳头为中心划水平和垂直两线，分为内上、内下、外上、外下4个象限，触摸时手指应从4个象限中的任何1个象限开始，沿顺时针或逆时针方向运动，检查1圈，避免遗漏。如1圈检查完后，仍感觉不确切，可再检查一圈。然后，将右手置于左乳之上，用同样的方法再检查左侧乳房。如果检查中发现乳房的某一部位有腺体增厚、结节甚至肿块等变化，应引起重视。也许您会想，即使我触摸到了一个或几个结块，我也不知道它是良性的还是恶性的，怎样判断呢？一般来讲，当于两侧乳房触摸到多个小颗粒状结节，并伴有轻度触痛时，则以乳腺增生病可能性大；当触摸到一侧乳房单发或多发的圆形结节，质韧实，边界清楚，表面光滑，活动度大，则以乳腺纤维腺瘤可能性大；当触摸到单侧乳房单发的不规则形肿块，质地硬，活动差等，要警惕乳腺癌的可能。然后还要检查乳头、乳晕。可用手指轻轻挤压乳头，观察有无液体自乳头溢出，如有浆液性或血性液体溢出，则应到医生处就诊，以及早明确诊断并进行相应的治疗。最后，莫忘记检查两侧腋下。有时，乳房部肿块很小甚至不能触摸到时，即已发生了腋窝淋巴结转移，因此，腋窝的检查非常重要。

如果您近期出现了乳房部的不适感或已知乳房有良性乳腺病而正在治疗中，应在每一次的自我检查时，注意重点检查病变部位，并注意与上个月的自检情况进行比较，以观察其是否有变化，是逐渐好转还是继续加重了。如果自我检查出病变，并经医生确认确实是恶性病变时，也不要惊慌，应面对现实，积极治疗。要知道，也许正是由于您坚持自我检查，才能较早地发现病变，使肿瘤得以治愈成为可能。因此，应持之以恒地进行自我检查，不要怕麻烦，也不要粗心大意。

当然，自我检查代替不了专科医生的检查，在有明显不适感、自我检查发现有乳房部或腋窝部变化而不能确定为何病变时，或患有各种各样的乳房疾病时，应在医生处就诊，在医生的指导下进行自我检查及有关的专科检查。

何谓乳腺癌防癌普查

乳腺癌的防癌普查是指用简便易行、无或小创伤的检测手段对无症状的妇女

人群进行的检测，以期发现癌前病变或早期乳腺癌，降低乳腺癌的死亡率或提高治疗后患者的生存质量。防癌普查是乳腺癌二级预防的一个重要内容。

乳腺癌的防癌普查对于乳腺癌的防治意义重大。国际抗癌联盟（UICC）指出："除了戒烟之外，成功地应用大规模乳腺普查，比近30年癌症研究中提出的任何其他方法，对公众健康具有更大的潜在效果。"并指出，"所有肿瘤中，只有子宫颈癌和乳腺癌是两种可能通过普查获得确切效果的癌"。来自美国的资料表明，由于普查，使乳腺癌的早期检出率明显升高，从而降低了乳腺癌的死亡率，大大提高了乳腺癌患者治疗后的生存质量。我国天津市1977～1980年在对全市25岁以上妇女进行的普查中，经普查诊断为0～Ⅱ期的比例占78.7%，比自行就诊而查出者增加34.4%；普查组患者的5年存活率比自行就诊者增加28.75%。以上资料充分体现了乳腺癌防癌普查的作用。

由于乳腺癌防癌普查是一项大规模的"工程"，需要投入大量的人力、物力，加之我国人口众多，且乳腺癌发病率相对于其他疾病则应属低发，所以，目前乳腺癌防癌普查的受检人群主要是高危人群。

如何进行乳腺癌防癌普查

乳腺癌防癌普查一般由某一级卫生行政管理部门组织实施，参加普查工作的应是具有一定经验的、从事乳腺癌防治工作的专业人员。一次普查的时间视普查的规模及参加普查工作的人数而定，但对于每一个受检人员来讲，每1～3年接受一次普查是比较合适的。

普查的第一步是流行病学调查，由专门从事乳腺癌防治工作的医务人员做详尽的调查。如月经史，特别是月经初潮年龄及绝经年龄；婚姻生育史，含初婚年龄、婚姻维持时间、分娩次数、流产次数等，特别是首胎年龄及哺乳情况；个人史及家族史，如是否吸烟、喝酒，是否在乳腺癌高发区较长时间生活过，是否接触射线史，特别是母系乳腺癌家族史。

普查的第二步是由医师对受检人员作详细的体格检查，包括望诊及触诊。体检方法我们已在本书的前面章节进行过详细的介绍。鉴于体格检查受医师的经验、检查环境、检查工作量及工作态度等多种因素的影响，所以体格检查的结论往往不是百分之百可靠的，会有一定比例的漏诊和误诊，因此有必要在体格检查的基础上再进行有关的辅助检查。

普查的第三步就是由医师对受检人员进行有关的辅助检查。在普查中应用的辅助检查，只是作为初筛之用，因此应是各种无创伤或创伤很小的、简便快捷的仪器检查，如液晶或红外热图、近红外扫描、B超及钼靶X线摄片等。对于那些经上述检查初筛后，发现有可疑病变者，或那些属于乳腺癌高危人群且年龄在35岁以上者，还可进行细针穿刺细胞学检查。由于各种检查仪器及手段都有其局限性，所以，不要对任何一种辅助检查的结果过于迷信。也就是说，尽管普查是防止遗漏已出现的病变、早期检出乳腺癌的一个重要手段，但也要看到其局限性，正确评估和分析普查结果。

另外，需提醒检查者注意的是，对那些属于高危人群者，在检查时应格外重视，对她们乳房中的微小改变亦不可轻易放过。

如果您属于乳腺癌"高危人群"怎么办

如果您属于乳腺癌"高危人群"，也就是说，您具有以下几种情况中的一种或一种以上，则应视为"高危人群"，即月经初潮早、绝经迟；35岁以上未育或35岁以上生育第一胎；母系（母亲、姐妹、女儿、外祖母等）乳腺癌家族史；良性乳腺病史；对侧乳房乳腺癌史等。在这种情况下，您应每半年至一年到专科医生处进行一次常规性的乳腺检查；如果您年龄在45岁以上，则应每年行双侧乳房钼靶X线摄片一次，每1个月进行一次乳腺自我检查，方法同上。如果患有良性乳腺病，如乳腺增生病、乳腺纤维腺瘤、导管内乳头状瘤等，应积极治疗，如内服或外用药物治疗等，当保守治疗无效、高度怀疑恶变时，可行肿物切除或预防性乳腺切除术。如果您平日乳房无不适感，特别是已绝经多年者，突然出现乳房不适，一侧乳房增大，乳头抬高，乳头及乳晕部位瘙痒、皮疹，乳头血性或浆液性溢液，

 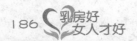

乳房疼痛、作胀，乳房肿块，一侧腋窝部或肩背部、上臂等部位酸痛不适等，应引起高度重视，立即到专科医生处进行必要的检查、治疗。

当然，所谓"高危人群"只是根据流行病学研究后认为比普通人群有更大的可能性患乳腺癌，并不意味着百分之百的都患乳腺癌，所以，不必因此而寝食难安，认为自己必患乳腺癌无疑，更不要因此就要求将目前尚无病变的乳房作预防性切除，那样做是不必要的，甚至是有些愚蠢的。应该正视它，平时心情愉快地生活、工作、学习，不要总是想着，我是不是生癌了？有时，愈是紧张、害怕，愈容易引起机体内环境的紊乱，愈是有可能加速癌变的过程。但是，也不可非常大意，认为这无所谓，自己反正还年轻，目前也没有任何患癌的迹象，可以不去理它，因而该做的自我检查及定期检查因工作忙或其他事情而搁置一边，这也是十分不可取的。正确的做法是要坚持进行自我检查和固定医生处的体格检查；戒除不良行为习惯，如吸烟、酗酒、进食过多的甜食及高脂肪饮食等生活习惯，过于紧张、劳累的工作节奏，不哺乳、不生育或过晚生育的"时髦"做法等；进行适当的体育运动，保持良好的体型及身体状况；积极治疗良性乳腺病等。只要您能既重视又不惊慌失措，即使发生恶变，也能尽早发现，从而获得良好的预后效果。

良性乳腺病患者应如何进行自我保健

良性乳腺病是指乳房部位的炎性疾病、增生性疾病、良性肿瘤及发育异常类疾病等。良性乳腺病虽然不像恶性肿瘤那样会有生命危险，但是仍会给患者带来痛苦，而且如果不及时诊治，疾病继续发展，则给彻底治愈带来一定的难度，其中有些良性疾病还可能转化为恶性病变，如乳腺增生病中的重度上皮增生症、乳腺导管内乳头状瘤病等。因此患有良性乳腺病的女性应特别注意乳房的自我保健。

（1）患有良性乳腺病目前正在接受各种诊断治疗者，应积极配合医生的治疗，遵照医嘱，按时服药及做各种治疗，并注意体力上的休息与精神上的放松，对自己所患的疾病既要给予足够的重视，又不要过分多虑。

（2）患有良性乳腺病的女性，应该根据自己所患的疾病，采取相应的保健措施。如患有哺乳期急性乳腺炎者，应注意局部的清洁，并将乳汁用吸奶器吸净，必要时还要回奶。患有乳腺增生病的女性，应注意调整自己的情绪和生活节奏，并注意观察自己乳房肿块的变化及自觉症状的变化，随时与医生交流。患有乳腺纤维腺瘤的女性，应注意自我检查，当发现腺瘤有所增大或其他性状有所改变时，需及时到医生处体检，并可考虑在妊娠之前将较大的纤维腺瘤切除，以免生变。患有各种乳房发育异常的女性，应在日常生活中注意自己乳房的特殊性，如需手术应积极配合医生，做好整形手术的生理及心理准备。

（3）既往患有良性乳腺病的女性，如果现在良性乳腺病已基本治愈，不用接受药物或其他治疗了，也不可掉以轻心，应定期自我检查，如发现乳房出现以往患病时的症状或其他新的不适感，应立即看医生；并注意在饮食起居中注意乳房的自我保健。

乳腺癌患者应如何看待自己的疾病

坦率地说，患了癌症是一件不幸的事，对于患者本人及其家属都是一个打击。到目前为止，尽管不断有治疗癌症的新方法、新药物问世，但人类尚不能宣布已经彻底攻克了癌症。但是，应该指出的是，如今患了癌症也并不像人们所想象的那样，是患了"不治之症"，得了就死。许多癌症的术后5年以上生存率已有明显提高，特别是乳腺癌这样发生于体表器官的恶性肿瘤，其预后是比较好的。如果乳腺癌能够在较早期发现，并及时手术治疗，则术后5年以上生存率可达90%左右。因此如果患了乳腺癌，千万不要悲观，应勇敢地面对现实，积极与癌症做斗争。只要正确看待自己的疾病，既重视它，积极治疗它，又藐视它，不把它放在心上，才能很好地配合医疗及护理，战胜疾病。

乳腺癌患者手术后应注意些什么

乳腺癌患者手术后的调理十分重要。俗话说，有病三分治，七分养，就是强调养病的重要性。乳腺癌术后，医院及家庭肯定会给予病人很好的治疗及护理，乳腺癌患者本人也不要仅仅是被动地接受，而是应该积极主动地做一些努力。患者的积极配合，是保证治疗效果的重要因素。

首先，乳腺癌患者本人应树立战胜疾病的信心，保持乐观向上的情绪。当然，患了癌症是一件痛苦的事，这是可以理解的。手术后，以失去一侧乳房作为代价去换取生命，但亦不知这生命能维持多久，对于每一名热爱生命的女性都势必是一次致命的打击。但是，要挺住！咬紧牙关，坚持到最后，走过去，前面可能是春天！有时，坚强的信念是会创造奇迹的。而且，对于那些病期较早，术中尚未发现有淋巴结转移的病例，更有理由充满信心，因为这样的病例通常预后是相当好的，术后5年以上生存率常可达90%以上，相当一些患者可以术后无瘤或带瘤生存10~20年，其中有些患者可以无瘤生存20年以上，即已获临床治愈。所以患者不应沮丧，要打起精神，为下一步的治疗做好充分的心理及生理准备。

解决了思想问题后，应争取顺利度过术后恢复时期，配合医疗及护理，尽快恢复体力，准备接受放、化疗或其他治疗。尽可能地进食营养丰富的食物，保证充足的睡眠，适当做一些力所能及的活动，并进行术后身体锻炼。在进行术后放、化疗期间，减少外出，适时增减衣服，避免感冒，能食则食。无论接受何种治疗，只要条件允许，尽可能坚持做完规定的疗程，不要半途而废。

在乳腺癌临床缓解期，经医生同意，可做适当的轻工作。积极投身社会，做一些有价值的事情，提高自己的生存质量，对疾病的康复是有益的。只是注意不要过于劳累，要随时根据身体情况调整工作量和工作强度。

另外，应体谅自己的家属，他们的痛苦和承受的压力并不亚于患者本人，不要无端地烦恼生事，那样不仅使家属更痛苦，而且不良的情绪对病情也十分不利。正常平和的心态是最终使疾病获得痊愈的前提和基本保证。

如何看待及使用治疗乳腺癌的偏方、验方及气功等方法

前面我们已经介绍过治疗乳腺癌的一些偏方、验方及气功等方法，那么应如何看待及正确使用这些方法呢？

一般来讲治疗乳腺癌的偏方、验方及气功等方法，大多是来自民间的疗法，多为根据中医理论及医者的临床实践总结出来的、有一定疗效的方法。应该说，适时、适量、适度地应用这些方法治疗乳腺癌，是有益而无害的。当然，这里所讲的不含那些具有欺骗性质的"假医"、"巫医"等。

有些患者常常是"有病乱投医"，只要听到有人提到哪里有一家医院或一名医生可以治疗乳腺癌，马上终止了原来的治疗，赶去看病、治疗，而不久又听说另外一名医生治疗乳腺癌很好，又中断这里的治疗，赶往另一家。还有的患者，在医院化疗的间歇，听说某一位医生有一种神奇的抗癌药，便不顾一切地中断化疗，前去服药。另有些患者，听说气功可以治疗乳腺癌，便停止放、化疗及口服中药，去练气功。如此混乱的、非正规的治疗，对乳腺癌的治疗肯定是有百害而无一利的。其中有些患者因为自己乱寻医药，盲目地信任那些难免有不实之词的宣传，而放弃了在正规医院的系统治疗，失去了最佳治疗时机，为此付出了生命的代价，这些血的教训一定要认真吸取。

也有些患者则恰恰相反。她们拒不相信那些民间疗法，包括一些强身健体的功法也不相信，这也有些失之偏颇。实际上，乳腺癌患者在接受医生的正规治疗及监控的前提下，在真正的医生指导下，正确应用一些民间疗法是很好的，可以配合系统治疗，提高疗效，增强体质，减轻放、化疗的毒副反应。应用时应慎重选择治疗方法，一经选定后，应治疗一段时间，不要急于求成，反复更换、试用不同的疗法，造成治疗上的混乱。

乳腺癌患者能像常人一样结婚生育吗

乳腺癌患者只要病情允许，也可以享受常人的家庭幸福，过正常的婚姻生活，

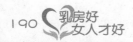

并拥有自己的孩子。和谐、幸福的婚姻生活不仅不会引起疾病加重，而且还会使患者心情愉快，加速疾病的康复进程。

那么，何谓病情允许呢？一般来讲，35岁以下的病例腋淋巴结转移率较高，预后较差；而老年病人肿瘤生长较慢，出现淋巴结转移较晚，预后较好。未婚女青年患乳腺癌以后，病情进展可能相对比较迅速，其中一部分患者可能于较早期即已出现了淋巴或血行转移，而预后不良。这些患者在病情得以控制之前，一般不宜考虑结婚，即使结婚也不宜生育，因为在肿瘤正在发展的过程之中，结婚、生育对患者不利，妊娠期间可能还会使病情进展呈急进性，放、化疗等对胎儿的生长发育也会带来损害。如果在发现肿瘤时是较早期，而且未发现有明显的肿瘤转移，经手术及术后各种辅助治疗，病情稳定，已进入临床缓解期，此时考虑结婚、生育是可以的。

乳腺癌患者应在婚前认真进行全面的体格检查，未发现有肿瘤复发及其他严重疾病方可结婚；婚后的性生活不要过于频繁，同房时不要过于激动，且在各种治疗后的体虚之时应暂时停止性生活，待体力逐渐增强后再恢复性生活；要采取有效的避孕措施，避免因怀孕促发肿瘤的转移与复发；实在想要孩子，则应在做好充分的生理、心理准备的前提下，在认真听取专科医生的意见后，并在医生的监控下进行整个孕期的保健。一般来讲，乳腺癌伴有腋淋巴结转移者，其术后妊娠预后较差；而无腋淋巴结转移者则预后较好。妊娠期间乳腺癌又有复发倾向时，应根据情况遵医嘱决定孩子的去留。

如何预防乳腺癌的复发

乳腺癌术后经系统的化疗或放疗或内分泌治疗等疗法，可以获得临床缓解。有些患者在治疗后可以恢复正常生活及工作，无癌生存多年如常人；亦有些患者术后的一段时间甚至若干年后，又出现肿瘤复发或转移，其中一部分经再次手术及化疗等，又可带瘤生存很长时间，而另一部分则可能死于肿瘤。因此，积极治疗乳腺癌并有效地预防其复发，是改善预后的一个重要手段。

由于乳腺癌的直接病因到现在仍未明了，引起乳腺癌复发的直接原因也不清楚，那么防止乳腺癌的复发也就存在着一定的困难，也就是说，人们不知道它是怎么引起的复发，也就无法防止其发生复发或阻断其复发的某一环节。尽管如此，人们还是发现了一些与乳腺癌预后具有一定相关性的因素，如年龄、乳腺癌临床分期、淋巴结转移情况、激素受体情况等，但这些通常都是非人为因素。

对于患者而言，乳腺癌手术以后，在正规医院接受系统治疗和监控是防止复发的关键。特别是原发的乳腺癌手术后第一个5年内，只要条件允许，应该在正规医院（最好是原手术医院）坚持做完全套的治疗，而后遵医嘱定期复查。除治疗外，应做些力所能及的身体锻炼，包括气功等传统功法，以强身健体。此外，还应改掉一些不良生活习惯，如吸烟、酗酒、高脂肪饮食等。相信只要抱定积极乐观的生活态度，顽强地与癌症斗争，定会取得胜利。

作为一名乳腺癌患者的家属应当注意些什么

作为一名乳腺癌患者的家属，要忍受着精神上的痛苦，照顾好患者的饮食起居，做好患者的家庭护理，陪同患者就医治病，实在不是一件很容易的事情。

得知自己的亲人患了乳腺癌以后，不能只是难受、痛苦，而是应该保持清醒的头脑，抓紧时间，首先积极诊治疾病。应选择较大的综合医院或正规的专科医院，进行有关检查。在诊断明确，决定下一步治疗方案时，只要条件尚允许，即乳腺癌病期还不算太晚，就应该采取最积极的手段，即手术治疗。因为乳房是位于体表的器官，手术完全切除肿瘤的机会比其他内脏器官相对要多一些，因此，只要还能手术，一定要争取手术切除。术后应鼓励患者坚持做完放、化疗或内分泌治疗，可服用中药或配合其他传统医学疗法，扶正祛邪，争取彻底治愈癌症。不要迷信有些不实的宣传，相信科学比企盼出现奇迹更现实，也更可靠。

在患者面前，应能够很好地控制自己的情绪，不要让患者感觉到家属的焦虑、痛苦与悲伤，用积极向上的情绪影响患者，鼓励她与疾病做斗争。当患者得知自己的病情后，必然会感到沮丧，有些患者可能相当悲观，甚至感到绝望。在这种情况下，家属应能够及时体察到其情绪变化，经常开导、劝解患者，帮助她解开思想上的结，用乐观的态度去面对现实。

俗话说，久病床前无孝子，患有较重的慢性病对于其本人及家属都会带来一定的负担，时间长了，患者本人的性情会有一些改变，家属也难免有无助且无奈的感觉，这时，就需要家属多做一些努力了。要更多地设身处地地为患者考虑，忍辱负重，帮助自己的亲人度过难关，营造良好的家庭气氛，让患者充分享受生活的美好，树立信心，与病魔争夺生命。

自我检查发现乳腺癌的三种方法

美国癌症协会推荐了一个三步骤的自我检查方法，这种方法适用于20岁以上的妇女，每月做一次，每次检查最好在月经后进行。

（1）在淋浴或洗澡时，用指尖轻轻抚摸两侧乳房和腋下部位，注意有无异常肿块。

（2）脱去上衣，站在镜子前，抬起手臂检查一下乳房轮廓、皮肤、乳头等是否有变化。将两臂下垂，叉腰，观察两侧乳房是否等高、对称，乳头、乳晕和皮肤有无反常。

（3）上身裸露，水平仰卧，一只手臂弯曲枕着头，另一只手检查对侧乳房有无肿块、硬结，有无增厚部分。检查时手指以圆圈形式在乳房上移动，先上部再四周，最后腋窝，按顺序认真触摸。具体方法是：手指平放，用手指掌面轻轻扪摸，不要用手抓捏，否则会将抓起的腺体误认为是肿块。

自我检查乳腺的步骤有哪些，预防乳腺癌的要点

（1）自我检查乳腺的步骤如下

① 对镜自照。

② 双臂举起，检查两乳是否对称。

③ 平卧，垫一平的枕头在左肩下，将左臂举起。

④ 用右手手指平着轻轻下压，检查左乳内侧和乳头。

⑤ 检查左乳下方，注意乳腺的边缘。

⑥ 将左臂放下，沿乳腺外缘继续向上检查，包括腋窝的顶部。

⑦ 检查双乳外上方。

⑧ 检查双乳外下方。

（2）乳腺癌的5项预防要点

① 提倡适龄结婚（23岁以后）、适龄生育（24~30岁），坚持母乳喂养。

② 避免饮食偏于高脂肪、高热量，增加食物纤维素成分的含量。

③ 积极治疗乳腺良性疾病，尽量早期摘除乳房良性肿瘤，如乳房纤维瘤、乳管内乳头状瘤等，密切观察乳腺囊性增生病。

④ 建议进行"红外线乳腺扫描仪"乳腺癌普查，该仪器诊断符合率高达95%以上。

⑤ 提倡自查。

早期自查乳腺癌的要点及晚期表现

（1）早期自查要点

① 30岁以上妇女每1~2个月自查一次乳房，最好在两次月经之间乳房最少充血时进行。

② 乳腺癌高发区——乳房的外上方是重点检查区，其次是中心区。

③ 检查时，只能以平伸的手指轻轻按下，反复触摸，不能抓捏，正常的乳腺组织极易抓捏成"肿块感"，平按的乳腺组织呈扁平而柔软或隐现条索感，而不是包块、肿物感。

④ 自查不能用力推拉，因为真正的恶性肿瘤受到推拉挤压时易造成癌细胞的扩散。

（2）晚期乳腺癌表现

① 乳腺肿块迅速增大，肿块活动范围越来越限制，渐因与周围组织相连接而固定下来，肿块的外形不规则，周围边界不清楚，表面不光滑，质地比周围的乳腺组织明显发硬，自觉虽无疼痛感，但触压时有隐痛不适感。

② 乳房、乳头外形改变。双侧乳房不对称，病侧外形比健侧大，局部有突出隆起或凹陷、歪斜、抬高等畸变。乳头亦变歪或略向上翘，或内陷直至消失，或乳头糜烂直至缺损。

③ "橘皮样变"和"酒窝征"。晚期乳腺癌，局部皮肤出现水肿变硬，形似"橘皮"，这是乳腺癌的典型特征。

④ 乳头溢出血性或脓血性腐败物，乳房皮肤溃破形成溃疡面，这种溃疡恶臭，极易出血，外形凹陷如弹坑，或外翻似菜花。

如何选用验方治疗乳腺癌

山西运城市中医院崔扣狮医师介绍两款验方如下。

方1

方药 当归、川贝母、生地各15g，赤芍、莪术、香附、穿山甲、王不留行各10g，川芎、川牛膝各6g，桔梗、郁金、红花各9g。

适应证 乳腺癌、乳腺纤维瘤、乳腺增生。乳胀，肿块坚硬，光滑活动，压按疼痛，经行不畅，腹痛伴有瘀块，神疲纳差，烦躁易怒，舌边红有瘀点，苔白腻或微黄而厚，脉弦滑而数，证属痰瘀互结者。

用法 水煎，饭后服，每日1剂。

方2

方药 当归、赤芍、川贝母、香附、瓜蒌各15g，生地、栀子、穿山甲、莪术、王不留行、制乳香各10g，桔梗、青皮各6g，红花9g，黄芪30g。

适应证 乳腺癌、乳腺纤维瘤、乳腺增生。乳房肿块坚硬如石，不痛不痒，初无症状，继之胸腋抽痛，舌红、苔薄白，脉弦滑或紧涩，证属瘀毒交结者。

用法 水煎服，每日1剂。

女性发胖可能预示乳腺癌

美国癌症学会一份最新的研究报告指出，女性体重增加很可能是将来患乳腺癌的"强烈信号"。这次研究是迄今为止关于体重与乳腺癌关系的最大规模研究之一，共涉及62756名女性志愿者，其中有1934名女性为乳腺癌患者。

研究表明，中学毕业（18岁左右）之后体重平均增加9到14公斤的女性，与那些能够保持体重的女性相比，患乳腺癌的危险要高出40％。如果体重增加达到30公斤以上，患乳腺癌的概率更是要加倍上升。

预防乳腺癌七大法则

（1）避免过量吸烟（每天不得超过5支）和过量饮酒（每天不超过250ml）。

（2）每月自我检查乳房一次，稍有怀疑即请妇科医生做检查。

（3）遵守自然节律，避免用药物催产。

（4）避免过量服用和长期服用一些可能造成致癌危险的药，如抗抑郁药、抗组胺药、利尿剂、止吐药、降压药和安眠药等。

（5）进行经常性的身体锻炼。每周坚持4次体育锻炼，患乳腺癌的危险可减少

50％。体育锻炼还可以避免造成免疫功能下降的肥胖、激素失衡等。

（6）为限制荷尔蒙过量，一生不可常服避孕药。建议开始性生活时使用避孕套，生一个孩子后最好用避孕工具。

（7）注意饮食，多食用植物油，少食或最好不食动物油和人造奶油。多吃活鱼、水果和蔬菜，每餐喝茶和少量饮酒。

乳腺癌患者的心理干预

黄浦区中心医院为收治的乳腺癌患者进行心理干预，覆盖率达50％。从已实施的300余例来看，患者手术恢复期平均缩短4～5天，切口愈合及身体免疫系统恢复速度均有上升，这一做法也成了本市二级医院中的率先之举。

乳腺癌已占全国恶性肿瘤的7％～10％，在上海地区居恶性肿瘤之首，患者往往因丧失性别特征而产生巨大心理负担。

为改善治疗顺应性、提高患者术后生活质量，黄中心乳腺科的多名临床医师经系统学习后，规范开展了确诊后、手术期、围放化疗期、康复期四个环节的心理干预。资料表明，心理干预很大程度上保证了患者术后生活质量。该院还打算加强康复随访的心理干预，帮助患者回归社会。

乳房下垂的预防

现代女性在生育后，大都急切希望能恢复昔日苗条的身材，有不少新妈咪甚至因此在生育后拒绝给宝宝哺乳，理由是怕出现乳房下垂、身材走样等问题。其实，造成身材走样并非母乳喂养所造成，大量补充营养才是造成身材走形的主因。而母乳喂养有促进母亲形体恢复的作用，若能坚持母乳喂养，可把多余的营养提供给宝宝，保持母体供需平衡，并且宝宝的吸吮过程反射性地促进母亲催产素的分泌，促进母亲子宫的收缩，能使产后子宫早日恢复，有利于消耗掉孕期体内蓄积的多余脂肪。另外还要注意以下事项。

（1）每侧乳房的哺乳时间应该保持10~15分钟，并交替哺乳。

（2）哺乳时不要让宝宝过度牵拉乳头。

（3）每日至少用温水洗乳房2次。

（4）选择合适的胸罩。

（5）哺乳期不要过长，孩子满10~12个月时，应该断奶。注意断奶时候要循序渐进。

（6）坚持做扩胸运动。

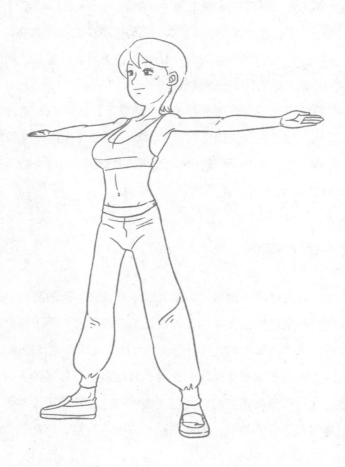

乳房好
女人才好

急性乳腺炎的预防

预防积乳可以预防急性乳腺炎，要求做到下面的几点。

（1）勤于喂食。

宝宝有饥饿暗示时，妈妈就要喂奶，2～3小时就要喂食1次，每天至少要刺激8～12次，直到有奶水涌流为止。

（2）心情愉快，树立信心。

乳汁分泌与神经中枢关系密切，过度紧张、忧虑、愤怒、惊恐等不良精神状态可引起乳汁淤积，也就是中医上讲的肝郁气滞造成的积乳。妈妈尽量保证足够的睡眠和休息，保持心情舒畅。

（3）确保自己的喂食姿势及宝宝的吸吮方式正确。

宝宝吸奶时，含的应该是妈妈的乳晕而并非是乳头，而且嘴巴要张得很大，上下嘴唇外翻。另外，宝宝的两颊应该鼓起，并非凹陷。宝宝的下巴应该和妈妈的乳房贴得很近。妈妈听到宝宝喝母乳的声音，应该是吞咽东西的动静，而不是很响的"啧啧"声。不要让宝宝只含到乳头而造成乳头皲裂，以致细菌沿着皲裂的乳头进入乳腺管引起急性乳腺炎。

（4）尽早排空乳房。

母亲在每次充分哺乳后应挤净乳房内的余奶。这样做能促进乳汁分泌增多。因为每次哺乳后进行乳房排空能使乳腺导管始终保持通畅，乳汁的分泌排出就不会受阻。乳汁排空后乳房内张力降低，乳房局部血液供应好，也避免了乳导管内过高的压力对乳腺细胞和肌细胞的损伤，从而有利于泌乳和喷乳。

（5）使用全棉材质胸罩。

奶水的多少和很多因素相关。妈妈应该做好充分的产后乳房保健工作，避免佩戴化纤紧窄胸罩，尽量选择宽松的全棉材质。不戴有钢托的胸罩，月子里新妈妈的乳汁会时常不经意地流出，加上因乳房有乳汁充盈造成乳房下垂，这时候新妈妈不要戴带有钢托的胸罩，最好戴专门的哺乳胸罩，以防带有钢托的胸罩挤压乳腺管造成局部乳汁淤积引起急性乳腺炎。

（6）双乳交替喂养。

在给宝宝哺乳时，左右两侧应该交替进行，在大量涌出前，每次喂奶都让宝宝吸吮两边乳房，等到奶水充足后，才一次只喂一边乳房，直到宝宝自己松开为止。下次喂奶，由另一边乳房开始。只有这样，才能让宝宝吃到"前奶"和"后奶"。前奶中含较多的蛋白质及水分，而后奶中含有较多脂肪。宝宝只有把前奶和后奶都吸到时，才能获得充分的营养。许多妈妈每次喂奶时，每边乳房只让宝宝吃5～10分钟就换。这样就会只让宝宝吃到前奶，没有吃到后奶，宝宝因为没有得到足够的脂肪，所以容易感到饥饿。

（7）避免摄入过多脂肪。

哺乳期女性还要注意避免摄食过多导致身体肥胖。一些肥胖女性的乳房看似奶水很多，其实都是脂肪。乳房脂肪过多可不是什么好事，可能会导致乳腺堵塞，乳汁流通不畅。并且对妈妈以后的身材恢复也会有一定的困难。餐饮中尽量把浮油去掉。

（8）要侧睡与仰躺睡交替进行。

禁忌妈妈趴着睡，以防止挤压乳房引起乳汁淤积造成急性乳腺炎。